骨折居家
康复护理

主编　陈玉梅　杨匡洋　朱永展

人民卫生出版社
·北京·

图书在版编目（CIP）数据

骨折居家康复护理 / 陈玉梅，杨匡洋，朱永展主编
. 一北京：人民卫生出版社，2025.1
ISBN 978-7-117-35613-8

I. ①骨⋯　II. ①陈⋯　②杨⋯　③朱⋯　III. ①骨折－
康复　IV. ①R683.09

中国国家版本馆 CIP 数据核字（2023）第 222420 号

骨折居家康复护理
Guzhe Jujia Kangfu Huli

主　　编　陈玉梅　杨匡洋　朱永展
出版发行　**人民卫生出版社**（中继线 010-59780011）
地　　址　北京市朝阳区潘家园南里 19 号
邮　　编　100021
E - mail　pmph @ pmph.com
购书热线　010-59787592　010-59787584　010-65264830
印　　刷　北京顶佳世纪印刷有限公司
经　　销　新华书店
开　　本　787×1092　1/16　印张：15.5
字　　数　302 千字
版　　次　2025 年 1 月第 1 版
印　　次　2025 年 2 月第 1 次印刷
标准书号　ISBN 978-7-117-35613-8
定　　价　69.00 元

打击盗版举报电话　010-59787491　　E- mail　WQ @ pmph.com
质量问题联系电话　010-59787234　　E- mail　zhiliang @ pmph.com
数字融合服务电话　4001118166　　E- mail　zengzhi @ pmph.com

编委会

序

俗话说"三分治，七分养"，骨折患者康复期比较长，通常需要 3 个月到半年，甚至更长的时间。骨折后肢体功能障碍和行动不便给患者及家人在生活和工作上带来了许多的困扰，也严重影响其生活质量。因此，如何帮助骨折患者进行有效的自我康复，安全顺利地度过康复期，尽快地回归正常的社交和生活显得尤为重要。

本书从患者和家属的视角，对骨折患者居家康复中遇到的实际问题和困难，全面系统、细致入微地给予了解决方案，内容涵盖了居家康复中的衣、食、住、行、功能锻炼，甚至包括了居家康复器具的制作、辅助用具的使用、自我评估等，充分体现了编写团队以人为本、患者至上的理念和人文关怀，值得效仿。书中的康复护理方法图文并茂、简单、好学、易行，且能通过扫描二维码观看视频，方便快捷、便于推广，能让更多有需要的人学习和获益。

本书内容丰富、易于使用、充满启发、行之有效，能够为骨折患者居家康复提供指引和帮助，也是医学生很好的专业参考书籍。

中国中医科学院望京医院原护理部主任

北京中西医结合学会中西医结合护理专业

委员会　副主任委员

曹艳霞

前言

随着医疗技术的快速发展，医疗政策的改变以及患者住院周期缩短，患者的康复模式也由医院康复向居家康复转变，如何确保患者居家康复的安全性和有效性，减少患者出院后的并发症，成为了关键性问题，尤其是骨折患者的康复周期比较长，因此，居家康复护理的重要性不言而喻。

《骨折居家康复护理》一书从骨折患者居家康复的环境要求，居家康复护理方法包括伤口护理、外固定护理、瘢痕护理，功能锻炼、日常生活能力训练、中医膳食调理、中医保健功，常用辅助用具的使用方法、简易康复器具的制作，居家自我安全管理、自我评估等，全面阐述了骨折患者居家康复的重点、难点、方法和注意事项，其亮点和特色鲜明。

一是化繁为简。创新性地运用大量的图片，通过分解和展示复杂难懂的康复护理知识和技术，让枯燥的理论知识变得易懂、易学、易行，使读者能够快速地掌握居家康复护理的关键点。

二是可视循环。该书配备了视频，读者可重复观看和学习，配以通俗易懂的讲解，增加了实用性。

三是中西医结合。将中医治未病的理念和中医膳食调理及保健功融入居家康复，是该书的一大亮点。

四是强调自我康复。自我康复是康复中非常重要的理念，该书分述了自我康复和自我评估康复成效的方法，让读者可以直观地了解和记录康复的进程，从而随时调整康复计划，缩短康复周期。值得一提的是，居家简易康复器具的制作章节非常实用，简便廉验，能给予读者很好的启发。

该书内容全面、结构清晰、实用性强，非常适合医学生、医务工作者、患者和家属以及广大的读者学习和参考。

陈小梅

2023 年 12 月

目录

第十一章 居家自我安全管理

附 常用自我评估量表

第一章

居家环境要求

骨折是人们在日常生活和劳动中常见的损伤。古人云："伤筋动骨过百日"，即便已行手术治疗，骨折患者的康复还是需要较长时间的，且大部分时间是在家休养。故此，基于安全康复的原则对家庭通道、客厅、厨房、卧室、卫生间等环境设施进行调整，营造一个既有助于骨折患者的身体康复，又让生活更加安全、便捷的居家环境尤为重要。

一、整体环境

居家环境应重点关注环境的安全性及便利性，改造原则为无障碍、方便骨折患者的使用。

1. **光线** 保证室内光线明亮、柔和，尽量采用自然光线。若采光不佳时，可安装温暖的黄色灯管照明，以光源直接投射到天花板上的间接照明为宜。在走廊、转角处安装小夜灯，以保证夜间良好的照明。

2. **温湿度** 湿度 45% ~ 55%，温度 22℃。夏天宜采用空调或风扇降温，冬天注意保暖，使用取暖设备时避免被烫伤。经常开窗通风，保持空气新鲜，但忌强风、对流风直吹骨折患者身体。

3. **地面** 地面铺设防滑材料，尽量减少室内的台阶和门槛；保持地面干燥、洁净、平整，无水渍、油渍；各类物品摆放整齐，电线或绳索类物品收好固定在角落；移除所有小地毯，无法移除时用双面胶带固定好。

二、通道环境

通道应宽敞、通畅，无杂物堆积，物品摆放合理，有足够的活动空间，避免骨折患者跌倒及再次受伤。

1. **入户道** 在阶梯旁加建斜坡道，方便轮椅使用者出入。斜坡坡度小于 15°，宽度大于 1.5 米（图 1-1）。加建斜坡不方便时，可用隔板搭在阶梯上代替斜坡。

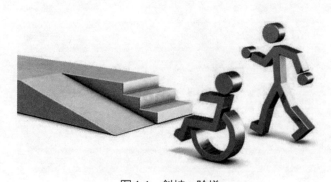

图 1-1　斜坡＋阶梯

2. **门道** 门道宽度大于或等于 1.5 米，便于轮椅通过（图 1-2），若不能重新改造门道，骨折患者可以使用折叠轮椅，过门道的时候使用拐杖；使用轮椅者，可在门的正面和反面加装低把手，便于开关门。

3. **走廊** 使用轮椅者的居室应尽量预留 1.5 米及以上的畅通空间以便轮椅的操作及转向（图 1-3）。有条件的可以在走廊处加装扶手、拉环等（图 1-4），为下肢骨折患者或老年骨折患者提供支撑。

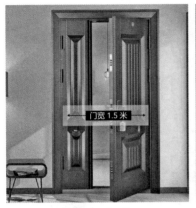

图 1-2　门道

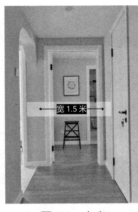

图 1-3　走廊

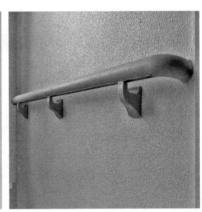

图 1-4　扶手

三、客厅环境

客厅是家庭生活的中心单元，骨折患者白天大部分的活动都在客厅进行，因此营造舒适、安全的客厅环境十分重要。

1. **家具** 大型家具尽量靠墙摆放，以防倾倒。为家具安装防撞条、防撞角（图 1-5）等保护性装置，避免骨折患者撞伤。不建议使用折叠家具，因其稳定性差容易导致骨折患者跌倒，也不方便上肢骨折患者打开。

2. **茶几** 使用轮椅者，茶几的高度不宜过低，可使用小木块将茶几脚垫高（图 1-6），高出轮椅座面 10 厘米左右，并确保茶几稳固。

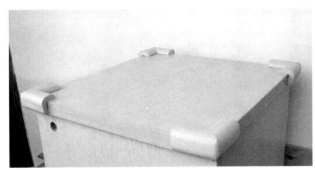

图 1-5　防撞角

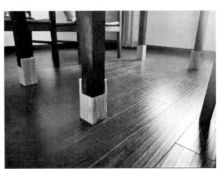

图 1-6　垫高茶几

3. 沙发　沙发应有台面与储物空间，便于放置常用物品并方便取用（图1-7）；使用轮椅者，沙发的高度与轮椅的座面高度持平，高度不足时可在沙发上加软垫；沙发旁配置活动扶手或起身助力架，以辅助下肢骨折患者、老年骨折患者起身（图1-8）；注意髋部骨折患者不宜坐软沙发，应使用有靠背和扶手的木椅，木椅高度以坐位时髋部屈曲90°为宜，木椅过矮易致髋部骨折患者发生髋关节脱位。

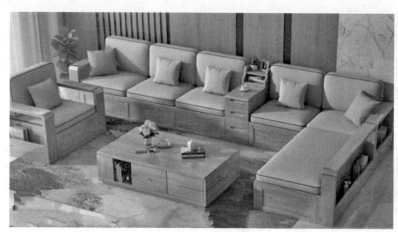

图1-7　带储物功能的沙发

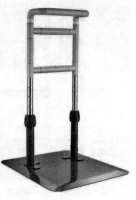

图1-8　起身助力架

4. 凳子　尽量使用有靠背和扶手的木凳，便于起身时的稳定、安全（图1-9），凳子高度以骨折患者坐位时髋部屈曲90°为宜。不建议使用塑胶凳，因为其质轻、易移动，不稳固。

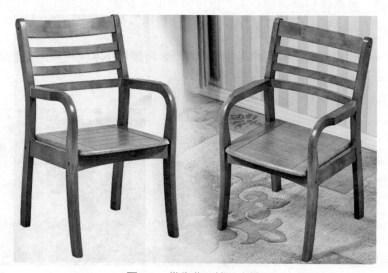

图1-9　带靠背和扶手木椅

四、厨房环境

厨房环境应宽敞、明亮，有利于骨折患者安全、方便地进行烹饪。

1. **灶台** 台面物品分类归置，常用的灶台物品应往外摆放，方便拿取；坐轮椅者使用的灶台高度以 75 厘米为宜（图 1-10），有条件时可改造灶台，使轮椅部分可推进操作台下方。

2. **储物柜** 物品应放置于骨折患者易于取用的范围内，储物柜过高或过低时，可另外添置储物架放在方便骨折患者拿取物品的地方。将常用的物品放在柜子的中格，不常用且较轻的物品放在上格，常用和较重的物品放在下格，以避免骨折患者弯腰、攀高等动作（图 1-11）。

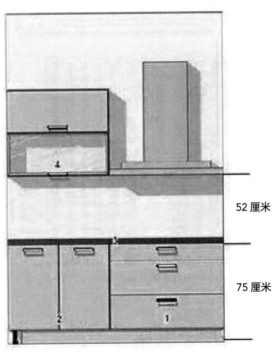

图 1-10　75 厘米高灶台

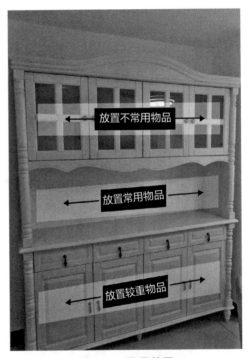

图 1-11　物品放置

3. **厨具** 尽量选用电磁炉和多功能厨具，减少烹饪程序，保证烹饪安全；单侧上肢骨折患者，可购置单手切菜器，选用防摔碗具。

五、卧室环境

卧室是休息的重要场所，舒适的卧室环境可使骨折患者拥有更好的睡眠，有利于骨折的愈合和身体的恢复。

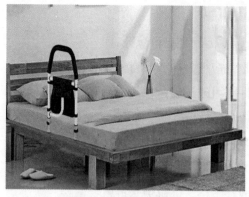

图 1-12　起床助力器

1. **床**　床垫软硬适中，以指压时下陷 2～3 厘米为宜；床边加装起床助力器，便于起身（图 1-12）；老年骨折患者的床应添加床栏，以防坠床。

2. **梳妆台**　为方便骨折患者放置拐杖，梳妆台旁边可加设环形把手以固定拐杖；使用轮椅者，梳妆台高度在 75 厘米左右为宜，台下空间宽度大于 80 厘米，以便轮椅能推入台下（图 1-13）。

3. **窗帘**　使用遮光窗帘，以充分遮挡室外光线，提高睡眠质量（图 1-14）。

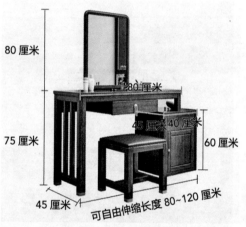

图 1-13　梳妆台高度

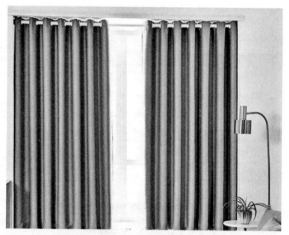

图 1-14　遮光窗帘

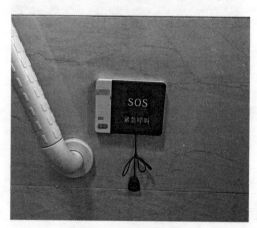

图 1-15　厕所呼叫铃

六、卫生间环境

卫生间是骨折患者最容易发生意外的空间，地面坡度、地漏位置、配套设施均应合理布局，以保障安全。

1. **紧急呼叫装置**　可使用无线门铃作为呼叫铃，安装在洗手台或坐便器旁边，便于骨折患者发生意外时求助。也可在衣袋内放置移动呼叫铃，以便随时取用（图 1-15）。

2. 沐浴洁具　浴室墙上安装不锈钢安全扶手（图1-16）；花洒高度可调节；配可移动、可升降的浴室坐凳，凳脚部分加装止滑吸盘或塑料垫（图1-17），防止凳子滑动。

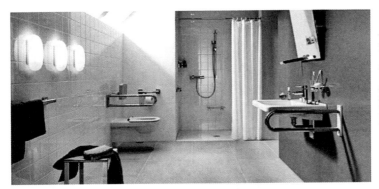

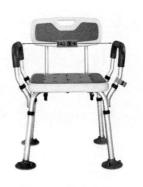

图1-16　浴室安全扶手

图1-17　浴室坐凳

3. 盥洗设施　使用长柄式水龙头以便于操作；洗手池两侧安装扶手（图1-18）；在洗手池上方安装拉杆，方便上肢骨折患者拧毛巾（图1-19）。

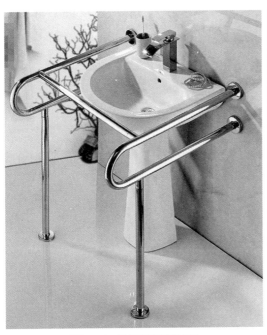

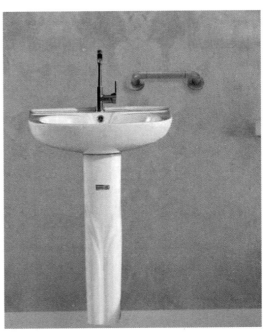

图1-18　洗手池两侧扶手

图1-19　洗手池上方拉杆

4. **如厕设备** 坐便器两侧安装扶手或马桶助力架；蹲厕的可使用坐便椅；马桶过矮时可以使用马桶增高器（图 1-20，图 1-21）。

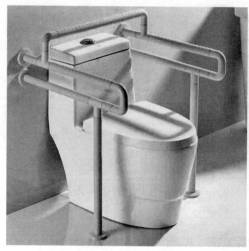

图 1-20　马桶助力架

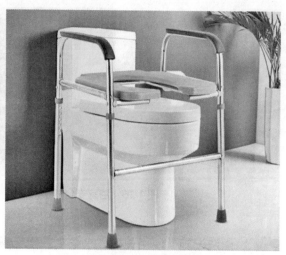

图 1-21　马桶增高器

林梅、傅秋媛、林良燕

第二章 伤口护理方法

当骨折患者在伤口未愈合的情况下出院居家康复时，需要伤者及家属掌握常见的伤口自我护理方法，避免伤口感染或延期愈合。

一、常见伤口分类

1. **缝线伤口**　缝线缝合的伤口（图 2-1）。

2. **支架外固定针道口**　使用支架外固定骨折端时，克氏针穿过皮肤及骨质形成的伤口（图 2-2）。

3. **皮肤缺损伤口**　皮肤组织部分缺损，无须或无法缝合的伤口（图 2-3）。

4. **慢性伤口**　创面接受治疗超过 1 个月仍未愈合或无愈合倾向的伤口（图 2-4）。

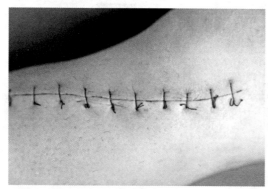

图 2-1　缝线伤口

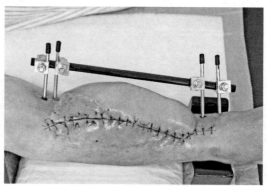

图 2-2　骨折后支架外固定针道口

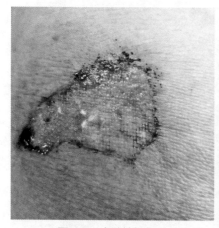

图 2-3　皮肤缺损伤口

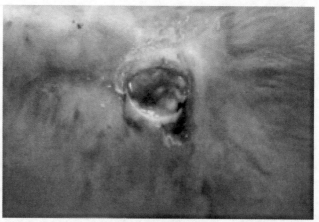

图 2-4　慢性伤口

二、伤口观察

正常伤口干洁，无渗血、渗液，周围皮肤无红、肿、热、痛。居家康复时要注意观察伤口情况，出现异常或感染应马上到医院就诊。

1. **缝线伤口观察** 术后1~2天有少量暗红色血性液体渗出属正常现象，如受伤3~5天伤口仍有较多鲜红色血性液体渗出，可能有活动性出血。伤口局部和周围皮肤出现红、肿、热、痛，有脓性液体渗出，或伴有臭味，是感染征兆。

2. **针道口观察** 当针道口皮肤出现红、肿、热、痛、渗液、有异味等感染症状时，应速去医院就诊，禁止用软膏涂抹针道口，以免影响渗液的流出，加重感染。

3. **皮肤缺损伤口观察** 伤后1~2天内有少许暗红色血性液体或无色无味分泌物渗出属于正常现象，当伤口局部和周围皮肤出现红、肿、热、痛，有脓性液体渗出，或伴有臭味，是感染征兆。

4. **慢性伤口观察** 慢性伤口肉芽生长及上皮修复缓慢，当伤口有新鲜红色肉芽生长是向好的发展。伤口及周围皮肤淡白、瘀暗、变黑或有脓性液渗出是异常表现。

三、伤口换药方法

（一）换药环境

选择在干净整洁、通风透气的房间或客厅换药，换药前半小时禁止清扫地面，减少人员流动，防止尘埃飞扬。

（二）物品准备

1. **缝线伤口换药用物** 1个一次性无菌换药包（内含镊子、棉球、无菌小纱布），2片无菌大纱块，1块无菌棉垫，1卷医用胶布，1瓶75%酒精，1副一次性医用手套（图2-5）。

手机扫描二维码，跟视频学居家伤口换药

2. **针道口换药用物** 1个一次性无菌换药包（内含镊子、棉球、无菌小纱布），数块无菌纱块，数卷绷带，1瓶75%酒精，敷料剪（图2-6）。

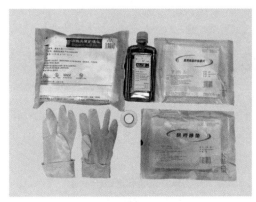

图2-5 缝线伤口换药用物

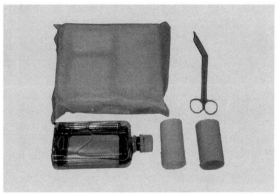

图2-6 针道口换药用物

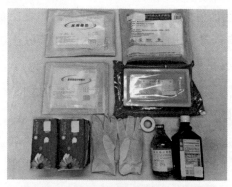

图 2-7 皮肤缺损或慢性伤口换药用物

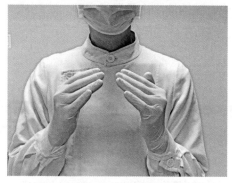

图 2-8 戴口罩及一次性医用手套

3. 皮肤缺损伤口换药用物 1 个一次性无菌换药包（内含镊子、棉球、无菌小纱布），2 片无菌大纱块，1 块无菌棉垫，1 块油性敷料或水胶体类敷料，1 卷医用胶布，1 瓶生理盐水，1 瓶 0.1% 的无醇安尔碘、1 副一次性医用手套（图 2-7）。

4. 慢性伤口换药用物 1 个一次性无菌换药包（内含镊子、棉球、无菌小纱布），2 片无菌大纱块，1 块无菌棉垫，1 块生肌类敷料，1 卷医用胶布，1 瓶生理盐水，1 瓶 0.1% 的无醇安尔碘。

（三）换药步骤

1. 换药者准备 修剪指甲，洗手，戴口罩及一次性医用手套（图 2-8）。

2. 消毒物品准备 所有物品在有效期内，且包装完好无损，打开无菌换药包，将消毒液倒入换药包内，以湿透棉球但不滴水为宜。

3. 摆放体位 充分暴露换药部位，必要时扶托伤肢，可以另一人（或患者自己）协助扶托（图 2-9），或用 2 包家用抽纸袋垫在伤肢两端，悬空伤口位置，便于操作（图 2-10）。

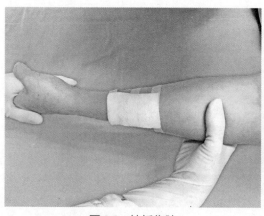

图 2-9 扶托伤肢

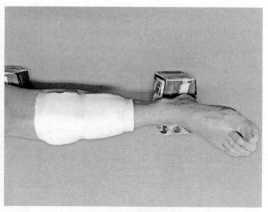

图 2-10 抽纸垫高

4. **拆除伤口敷料** 撕去固定胶布或剪开固定绷带（图 2-11），戴手套揭开外层敷料（图 2-12），用镊子揭去内层敷料（图 2-13）。若内层敷料粘住伤口时，可先用生理盐水浸湿粘连处，再沿伤口纵轴方向用镊子轻轻揭去敷料。换下的敷料放入塑料袋密封后丢垃圾桶进行无害化处理（图 2-14）。

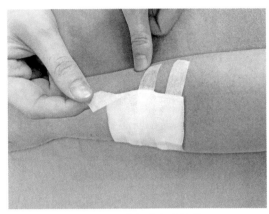

图 2-11　除去胶布或绷带

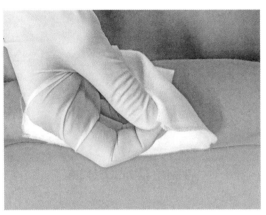

图 2-12　揭开外层敷料

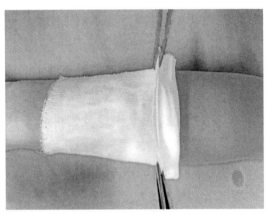

图 2-13　揭去内层敷料

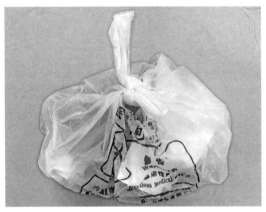

图 2-14　旧敷料处理

5. **夹取消毒棉球** 双手持镊子上 1/3～1/2，用没接触过伤口的镊子夹取棉球传递给接触过伤口的镊子进行消毒，用于传递的镊子不接触伤口，始终保持镊子开口端在下，以防消毒液倒流被手部污染，每次夹取 1 个棉球（图 2-15）。

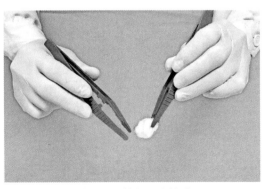

图 2-15　持镊子夹棉球

6. 消毒

（1）缝线伤口消毒：由伤口中心向外消毒，先沿伤口缝线"Z"字型消毒2遍（图2-16），再消毒伤口周围5厘米范围内的皮肤（图2-17），每次只能沿一个方向擦拭，不能来回擦拭。

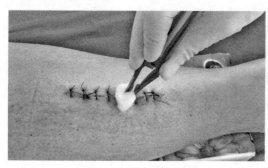

图 2-16　沿伤口缝线消毒

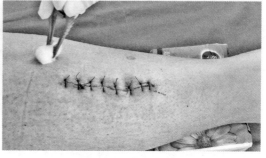

图 2-17　消毒伤口周围

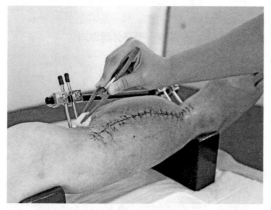

图 2-18　由内向外环形消毒支架针道口

（2）针道口消毒：以针道口为中心由内向外环形消毒5厘米范围内的皮肤（图2-18），一个棉球只用于一个针道口消毒，不可重复使用，消毒完外围的棉球不可再向内擦拭针道口，以防污染。

（3）皮肤缺损伤口及慢性伤口消毒：由伤口周围5厘米范围开始消毒，以环形由外向内消毒（图2-19），最后消毒伤口（图2-20），若伤口分泌物多或有黄白色黏膜时要稍用力擦拭，直至把分泌物或黏膜清除，伤口清洁为止。

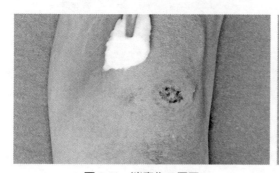

图 2-19　消毒伤口周围

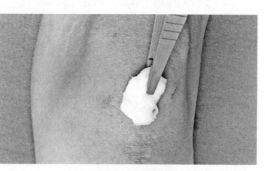

图 2-20　消毒伤口

7. 敷料固定

（1）缝线伤口：根据伤口大小选择合适的无菌纱布覆盖（图2-21），比较大的伤口或渗血、渗液较多时，可外加无菌棉垫保护（图2-22），最后用胶布固定即可（图2-23）。

（2）针道口：在针道口上盖上开口纱布（图2-24），每个针道口应放2块纱布（图2-25），使用左右交叉法放置，确保针道口无外露。缝线伤口用酒精纱块

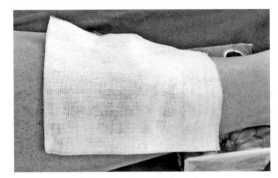
图2-21　无菌纱布覆盖

覆盖（图2-26）。将绷带卷穿过支架包扎固定敷料（图2-27），包扎松紧要适宜，以能伸入一根手指为宜。禁止将绷带缠绕在外固定支架杆上（正确方法如图2-28，错误方法如图2-29），以免发生作用力的改变导致支架移位，敷料无法被有效固定。

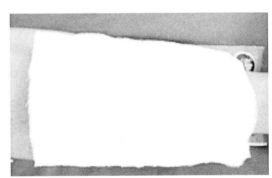
图2-22　无菌棉垫保护

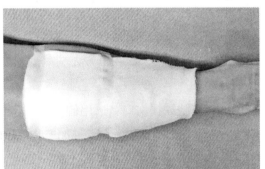
图2-23　胶布固定

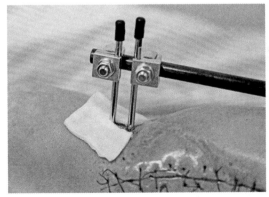
图2-24　纱布开口向右放置

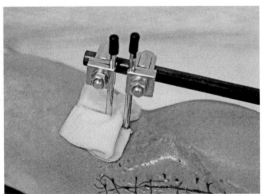
图2-25　纱布开口向左放置

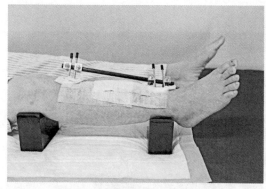

图 2-26　酒精纱块覆盖缝线伤口

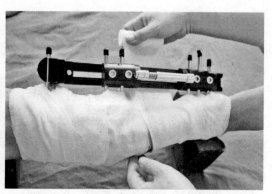

图 2-27　绷带穿过支架

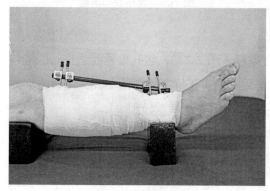

图 2-28　正确包扎方法

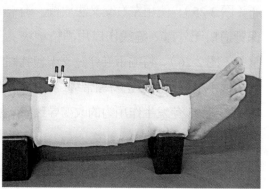

图 2-29　错误包扎方法

（3）皮肤缺损伤口：选用偏油性中药制剂或亲水敷料外敷（图 2-30），以保护肉芽组织，促进伤口修复和愈合，外加无菌棉垫保护（图 2-31），再用胶布固定（图 2-32）。

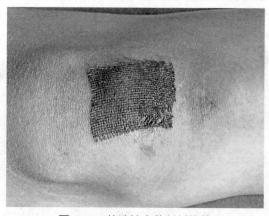

图 2-30　偏油性中药制剂外敷

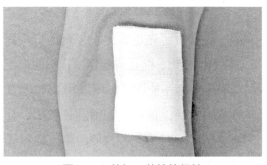

图 2-31 外加无菌棉垫保护

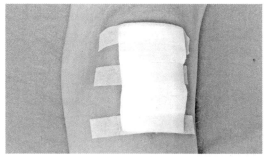

图 2-32 胶布固定

（4）慢性伤口：偏红色的伤口用偏油性的生肌中药制剂或水胶体、水凝胶外敷，偏暗淡、分泌物多的伤口用偏水性生肌中药制剂或藻酸盐、泡沫敷料外敷，外加无菌棉垫保护，再用胶布固定。（固定敷料时不可以环肢体缠绕，以防影响血液循环。）

（四）缝线伤口拆线

最常见的伤口缝线是丝线和可吸收线。丝线呈黑色，线体较粗（图 2-33），需要到医院进行拆线，头面和颈部伤口术后 5～7 天拆线，四肢伤口术后 12～14 天拆线。可吸收线呈淡黄色或肉色，线体较纤细（图 2-34），不需要到医院拆线，14 天后可逐步自行吸收，只需在换药时用棉球稍用力擦拭，缝线就会脱落，但有部分缝线会 15～20 天才脱落，属于正常现象。

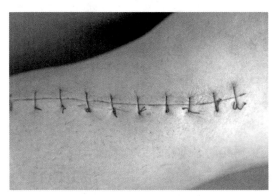

图 2-33 丝线缝线伤口

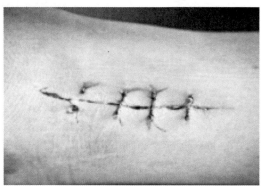

图 2-34 可吸收线缝线伤口

四、伤口护理注意事项

1. 物品有效期　75% 酒精、0.1% 的无醇安尔碘开启后 7 天内有效，生理盐水开启后 24 小时内有效，所有物品超过有效期不可以再使用。

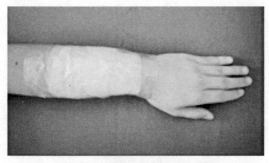

图 2-35　保鲜膜包裹以保护伤口

2. **伤口保护**　保证敷料干洁不沾水，洗澡时可先用保鲜膜包裹伤口及周围（图 2-35），防止弄湿伤口；头面部伤口未愈合者不能洗头，可以用 75% 酒精擦拭头发，以保持头部清洁；肛门、会阴部伤口注意不能被二便污染。敷料弄湿或被污染要马上更换并进行伤口清洁、消毒。

3. **体位**　抬高伤口高于心脏或与心脏齐平，以利于血液回流，减轻肿胀。避免伤口受压影响血液循环导致坏死或延迟愈合。后枕、腰背、骶尾及臀部等部位有伤口时须取侧卧位（图 2-36）；双下肢后方有伤口时可用软枕垫高两端悬空伤口（图 2-37）。伤口在关节部位时要适当限制关节活动，避免牵拉引起伤口开裂或愈合延迟。

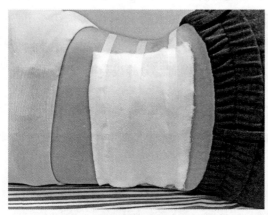

图 2-36　侧卧位

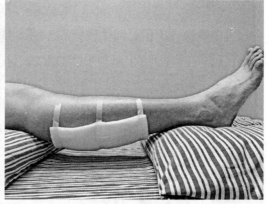

图 2-37　软枕垫高

4. **换药频率**　原则上每天 1 次，敷料渗湿或污染时必须随时更换。

5. **功能锻炼**　功能锻炼可促进机体血液循环，利于伤口愈合。下肢有伤口时行走时间不宜过长，避免伤肢肿胀，休息时可抬高伤肢并加强功能锻炼。

6. **禁烟**　香烟中的尼古丁会导致毛细血管收缩，影响血液循环，不利于伤口愈合。

冯周莲、吴惠冰、钟佩珍

第三章　外固定护理方法

肢体骨折通常需要进行外固定，以防止骨折端移位。固定时间一般为 8 周，在此期间需要正确照护，以促进骨折愈合。

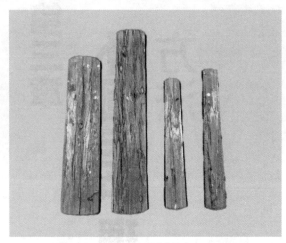
图 3-1　杉树皮夹板

一、常见外固定方式

1. 夹板固定　根据骨折部位肢体形态裁剪杉树皮夹板、木制夹板、纸皮夹板、高分子塑性夹板等（图 3-1 ~ 图 3-4），用夹板固定骨折部位的方法称为夹板固定法。图 3-5 为前臂骨折夹板固定。

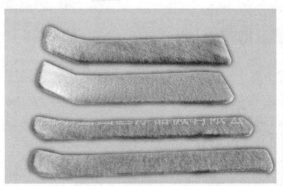
图 3-2　木制夹板

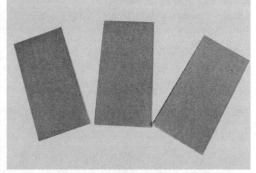
图 3-3　纸皮夹板

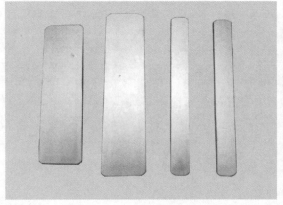
图 3-4　高分子塑性夹板

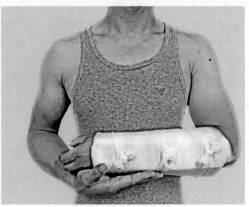
图 3-5　左尺桡骨骨折行夹板固定后

2. **石膏固定**　石膏固定是用石膏绷带或高分子材料绷带缠绕于骨折部位，用以塑形并制动伤肢的一种治疗方法。图 3-6 为石膏固定骨折前臂。

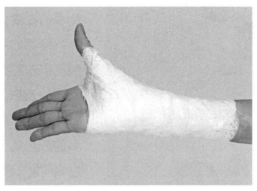

图 3-6　石膏固定骨折前臂

3. **支架固定**　支架固定是指骨折复位后，利用组合支架外固定使骨折端固定在正确的位置上生长并愈合的一种治疗方法。随着医学的发展，外固定支架除用于治疗骨折外，也用于预防和纠正畸形、治疗大段骨缺损的骨搬运等。图 3-7 为胫骨骨折后支架外固定，图 3-8 为大段骨缺损后骨搬运的支架。

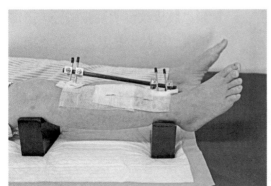

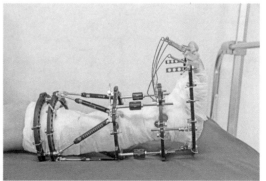

图 3-7　胫骨骨折后支架外固定　　　　　图 3-8　用于骨搬运的支架

二、外固定后伤肢观察

外固定后常见的严重并发症为伤肢血液循环障碍，可从伤肢疼痛，皮肤温度、感觉、颜色，毛细血管充盈反应、肿胀度，动脉搏动及活动功能的变化来判断。无持续性剧痛、皮肤温暖、颜色红润、感觉无异常、毛细血管充盈反应小于 3 秒钟、动脉搏动力度与健侧一致、指 / 趾可活动为正常。检查方法如下。

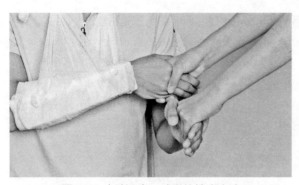

图 3-9 皮肤温度、感觉的检查方法

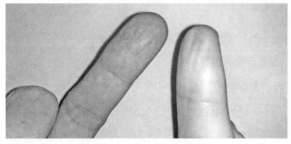

图 3-10 皮肤发绀与苍白

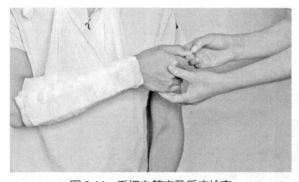

图 3-11 毛细血管充盈反应检查

1. **皮肤温度、感觉的检查方法** 检查者与患者双手交叉互握（图 3-9），检查者感受患者患侧手和健侧手的温度是否相同，有无皮温升高或降低的情况，同时询问患者健侧肢和患侧肢的感觉是否相同。

2. **皮肤颜色的检查方法** 在自然光线下，观察患者患侧手和健侧手的颜色是否相同，有无发绀、苍白等现象（图 3-10）。

3. **毛细血管充盈反应的检查方法** 对指甲或趾甲施以轻压力，观察从苍白到恢复正常颜色的时间。正常情况下，毛细血管充盈反应时间为 1～2 秒（图 3-11）。

4. **肢体肿胀度的观察** 患肢的皮纹改变能反映肢体的肿胀度。能看到患肢皮纹说明肿胀较轻，当皮纹消失、皮肤发亮甚至出现水疱时说明患肢较肿胀（图3-12，图3-13）。

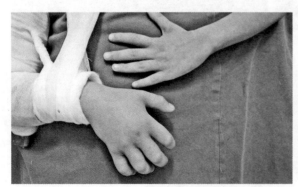

图 3-12 肢体肿胀度的观察

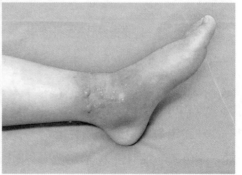

图 3-13 皮肤出现水疱

5. 检查动脉搏动的方法　上肢骨折时检查桡动脉搏动情况，桡动脉位于手腕部桡侧端（图 3-14），检查者双手示指、中指、环指三指分别置于患者双侧桡动脉处，检查者感受患侧手和健侧手的桡动脉搏动强弱是否相同（图 3-15）；下肢骨折时患者足背动脉，足背动脉位于足背的内侧（图 3-16）。

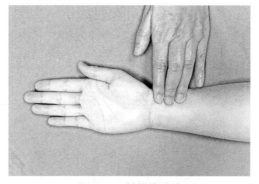

图 3-14　触摸桡动脉

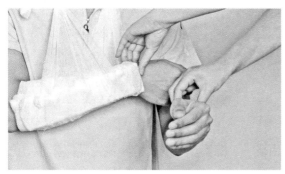

图 3-15　触摸双侧桡动脉

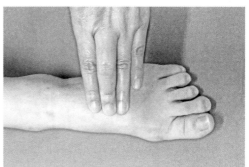

图 3-16　触摸足背动脉

6. 活动功能检查

查看上肢骨折患者能否活动手指，查看下肢骨折患者能否活动足趾，能自主活动者为正常。

三、外固定后护理注意事项

（一）四肢石膏和夹板护理注意事项

1. 松紧度　外固定不能过松和过紧，以能放入一根手指为宜（图 3-17），过松没有固定效果，过紧会影响肢体的血液循环。

手机扫描二维码，跟视频学外固定的护理

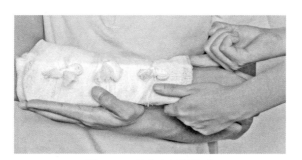

图 3-17　检查夹板松紧度

2. **肢体观察** 当肢体出现持续性疼痛时要及时检查，特别是肢体出现麻木、肿胀，皮肤温度下降、颜色苍白或发绀，动脉搏动减弱或消失等情况时，应立即剪开绷带两端各 1～2 厘米（图 3-18，图 3-19），以减缓局部压力，并及时到医院就诊，避免出现肢体坏死。

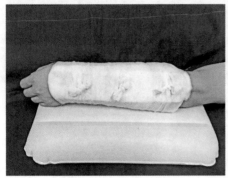 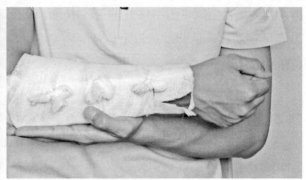

图 3-18 气枕垫高伤肢　　　　　　　　　　图 3-19 剪开绷带 1～2 厘米

3. **皮肤护理** 皮肤出现瘙痒时，不能用筷子、棉签及毛衣针等尖锐物品抓痒，防止破溃感染。

4. **日常维护** 避免暴力碰撞外固定物，以防其断裂变形。洗澡时用保鲜膜等覆盖伤肢以防湿水，若不慎沾水，应马上换药。未经医生同意不能自行拆除外固定。

（二）髋人字石膏护理注意事项

1. **体位护理** 根据病情及手术方式行石膏固定后可选择不同体位。

（1）仰卧位：头部垫枕，腰部用小软枕垫高，使脊柱稍后伸，双下肢用气枕抬高 15°～30°（图 3-20）。

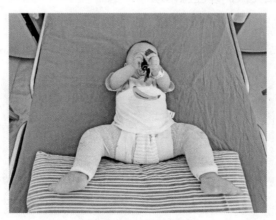

图 3-20 仰卧位

（2）俯卧位：头偏向一侧或下颌稍后仰，胸腹部及下肢垫软枕，双手自然屈曲放置（图3-21）。

（3）两人翻身法：向健侧翻身，一人站患儿健侧，手扶患儿的肩背及膝部，另一人站患侧，一手托腰臀部，一手托患肢大腿，两人同时出力将患儿翻向健侧，翻转角度不可大于60°（图3-22）。

（4）环抱的方法

横抱：一手托住肩背部，一手托腰臀部，横向抱起患儿（图3-23）。

竖抱：一手托住患儿肩背部，一手托住腰臀部，使其头靠在操作者肩膀上（图3-24，图3-25）。禁止双手只抱住患儿双腋下、臀部或大腿（图3-26～图3-28）。

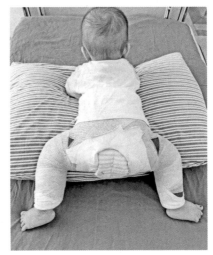

图3-21　俯卧位

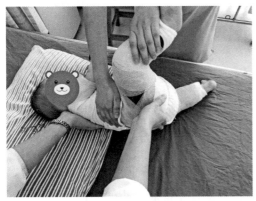

图3-22　翻身

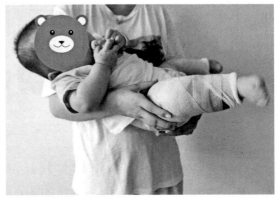

图3-23　横抱

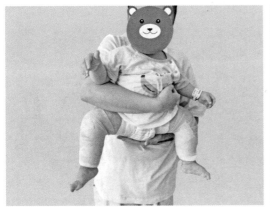

图3-24　竖抱1

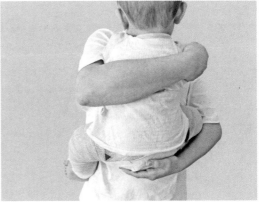

图3-25　竖抱2

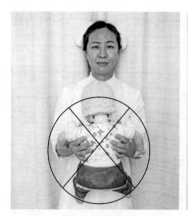

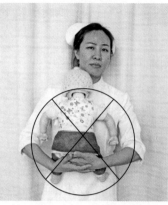

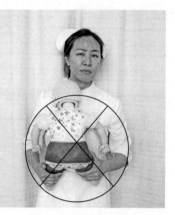

图 3-26　错误抱姿 1　　　　　　图 3-27　错误抱姿 2　　　　　　图 3-28　错误抱姿 3

2. 石膏边缘皮肤护理　每天用温水清洁石膏边缘皮肤 2 次（图 3-29）。示指指腹蘸润肤油，以打圈的方式按摩石膏边缘皮肤（图 3-30），同时观察皮肤有无潮红、皮疹等。

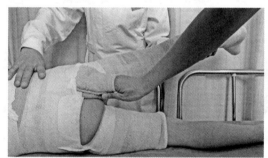

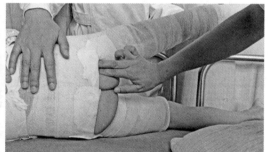

图 3-29　清洁石膏边缘皮肤　　　　　　　　图 3-30　按摩石膏边缘皮肤

3. 会阴部护理

（1）必备物品：护理不能自主控制大小便的患儿，需要准备小脸盆、2 条小毛巾、湿纸巾、纸巾、纸尿裤、润肤油等（图 3-31）。护理能自主控制大小便的较大患儿，需要准备小脸盆、2 条小毛巾、便盆、尿壶等（图 3-32）。

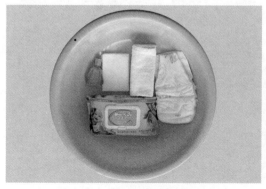

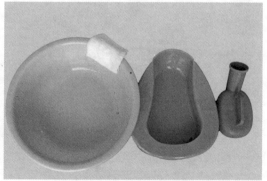

图 3-31　婴幼儿护理物品准备　　　　　　图 3-32　儿童护理物品准备

（2）会阴部清洁：用湿纸巾从前到后，由上往下擦拭会阴及臀部周围皮肤（图 3-33），然后用温水擦洗会阴部，再用干毛巾擦干（图 3-34）。

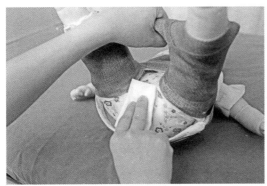

图 3-33　湿纸巾清洁

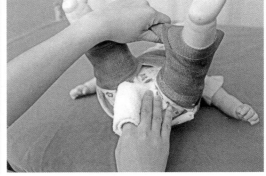

图 3-34　干毛巾擦干

（3）更换纸尿裤：撤下污染纸尿裤，清洁皮肤。将臀部抬高，将干净的纸尿裤后翼塞入后背部（图 3-35），然后把臀部放平。取一片大小约 6 厘米 ×8 厘米纸巾，放置于纸尿裤中间（图 3-36），将纸尿裤前翼塞到石膏和下腹部中间（图 3-37），纸尿裤前后翼从腰部抽出扯平，拉紧纸尿裤两边的皱褶（图 3-38）。

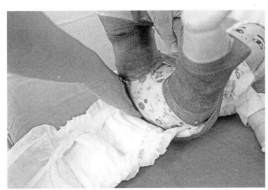

图 3-35　纸尿裤后翼塞入后背部

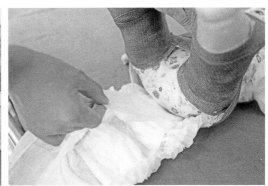

图 3-36　置入纸巾

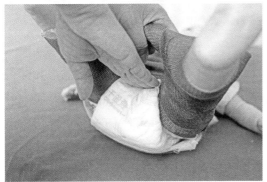

图 3-37　塞入前侧纸尿裤

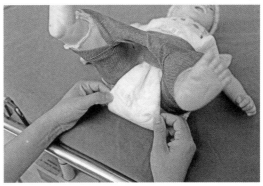

图 3-38　拉紧皱褶

（4）床上自主大小便：男患儿小便时可直接使用尿壶（图3-39），女患儿可在臀下放便盆小便。大便时患儿双手肘关节、健侧膝关节屈曲，同时用力将臀部抬起，协助者在其臀下放入便盆（图3-40）。

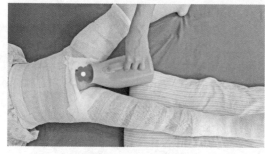 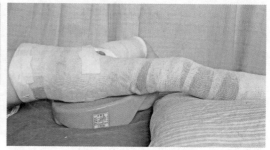

图 3-39　床上小便　　　　　　　　　　　图 3-40　床上大便

4. 饮食护理

（1）应少量多餐，避免过饱，以免石膏压迫腹部。

（2）饮食应以健脾和胃的食物为主，如山药薏苡仁粥、陈皮瘦肉汤、小米粥等。

5. 穿衣　准备两腿绑带或拉链的开边裤（图3-41）。穿裤子时将患儿臀部抬起，从后臀部置入裤裆部，绑好两侧带子（图3-42）。

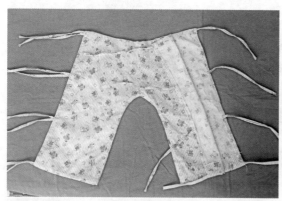 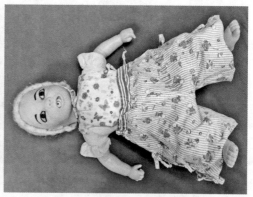

图 3-41　开边裤　　　　　　　　　　　图 3-42　穿裤效果

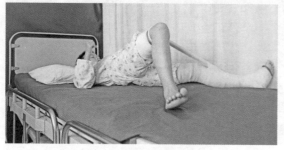

图 3-43　抬臀运动

6. 功能锻炼

（1）早期：石膏固定后患儿即可进行双下肢足趾、踝关节以及肌肉舒缩等活动（详见第五章骨折后居家功能锻炼），固定后第3天，可以做挺胸、抬臀等锻炼（图3-43）。

（2）拆除石膏后：锻炼以膝关节屈伸（图3-44）以及髋关节屈伸（图3-45）、外展、内旋（图3-46）为主，禁止髋关节内收、外旋。从被动活动过渡到主动活动，练习强度以患者能耐受疼痛为宜。若后期情况允许，可先由家人扶持练习床边站立，再逐渐到完全负重独立行走。

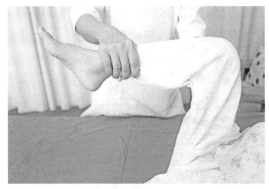

图 3-44　膝关节屈伸

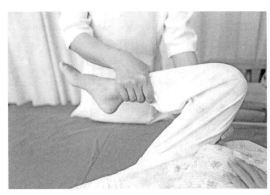

图 3-45　髋关节屈伸

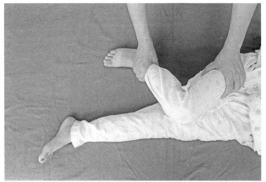

图 3-46　髋关节内旋

（三）普通支架护理注意事项

1. **针道口护理**　针道口出现脓液或出血时（图3-47），应及时到医院处理，不得自行涂抹药膏。

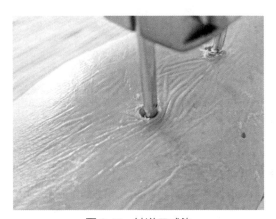

图 3-47　针道口感染

2. **保持固定效果** 每天检查支架装置有无松动（图 3-48，图 3-49），保证对骨折端的牢固固定，防止影响骨痂形成、造成骨折延迟愈合、骨不连。固定针松动及外固定支架稳定性不够时应及时就医。

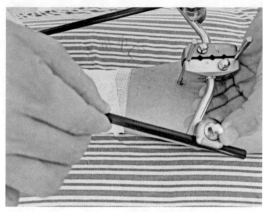
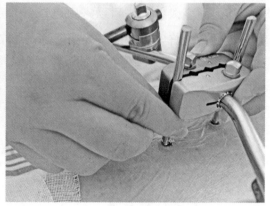

图 3-48　检查连接杆　　　　　　　　图 3-49　检查克氏针

3. **日常维护** 外露的针尖较锋利时可用晾衣架末端的塑料帽保护（图 3-50），避免被刺伤。洗澡时用塑料袋保护伤肢，避免沾水，不慎沾水时应马上换药。

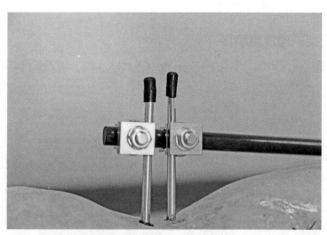

图 3-50　针尖保护帽

（四）骨搬运支架护理注意事项

骨搬运术后支架外固定根据骨缺损的长度，带架时间一般需要 1～2 年，主要的并发症有疼痛、皮肤切割、针道感染、针道松动、关节僵硬等。患者出院时应掌握以下自我护理方法。

1. **搬运速度** 根据具体病情，每日搬运 0.75～1 毫米，分 3～4 次进行，每隔 6～8 小时调节 1 次。环形支架调整，每根延长器需同步延长，每次延长数据要准确，不能遗漏。每次单边支架调整完，延长夹块的固定螺钮需要检查并固定好，防止松动导致延长失效。

2. **异常情况处理** 搬运过程中出现疼痛或神经麻痹等情况时，可适当暂停 1～2 天，最长不超过 5 天。当搬运过程中固定针对皮肤切割出现损伤时应每天换药。

3. **复查频率** 初次出院，建议 1～2 周回院拍片复查，检查调整方法是否正确，确认断端是否牵开。治疗中期一般每月复查一次 X 线片，检查搬运端成骨情况，调整搬运频率及速度。后期搬运到位后，可适当延长复查时间。

4. **功能锻炼** 骨搬运的患者较易出现足趾下垂、足内翻及相邻关节屈曲，应注意预防。可借助弹力带（图 3-51）或动踝支具（图 3-52）预防足趾下垂及足内翻。若出现膝关节不能伸直（图 3-53），可在屈曲的膝关节上放沙袋（图 3-54）或用手适当往下按压膝关节。1 周后可借助拐杖下地行走。

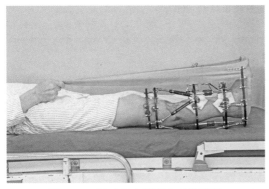

图 3-51　借助弹力带进行功能锻炼

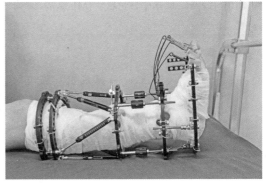

图 3-52　借助动踝支具进行功能锻炼

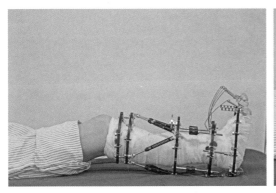

图 3-53　膝关节不能伸直

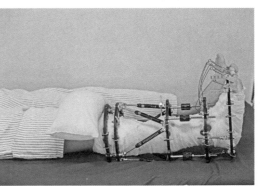

图 3-54　沙袋压膝关节

参考文献

[1] 张霞,丁元霞.居家护理模式在下肢骨折外固定支架术后患者自我管理中的构建及应用 [J].中国医刊,2017,52(12):95-97.

[2] 刘莉,陈玉梅,康玉闻.自我护理干预对下肢骨折支架外固定术患者愈后的影响 [J].现代临床护理,2009,8(4):17-19.

[3] 卡内尔,贝蒂.坎贝尔骨科手术学 [M].11 版.毕郑刚,王岩,译.北京:人民军医出版社,2011.

[4] 邢自宝,刘永刚,苏佳灿.骨缺损修复研究进展 [J].临床医学工程,2010,17(2):145-147.

[5] 黎华珍.骨折支架外固定术后实施自我护理的体会 [J].现代医院,2012,12(3):84-86.

[6] 杜克,王守志.骨科护理学 [M].北京:人民卫生出版社,1995.

[7] 吴在德,吴肇汉.外科学 [M].6 版.北京:人民卫生出版社,2003.

[8] 张功林,葛宝丰.外固定支架治疗骨折研究进展 [J].国际骨科学杂志,2011(3):99-101.

[9] 潘少川.实用小儿骨科学 [M].北京:人民卫生出版社,2016.

[10] 任蔚虹.临床骨科护理学 [M].北京:中国医药科技出版社,2007.

黎庆卫、陈婉敏、王应琼、崔晓燕、李丹凤、虞小萍、陈淑娴

第四章

瘢痕的护理

一、定义

瘢痕是人体皮肤被锐器、机械、刺激性溶液等损伤，导致软组织不能完全恢复，由增生组织替代，皮肤组织发生外观形态及组织病理学的变化。

二、分类

1. **正常瘢痕** 愈合后的伤口平整，局部无突起，无明显异常（图4-1）。

2. **病理瘢痕** 愈合后伤口出现不同程度的突出、表面不平整。分为浅表性瘢痕、增生性瘢痕、萎缩性瘢痕、瘢痕疙瘩等。

（1）浅表性瘢痕：愈合后伤口皮肤有轻微的突出或颜色加深，皮肤功能无明显障碍，随着时间的延长，伤口处皮肤会慢慢变淡、变浅（图4-2）。

（2）增生性瘢痕：愈合后伤口明显突出于皮肤表面，较柔软，颜色呈暗红色或紫红色，有痒和痛的感觉（图4-3）。

（3）萎缩性瘢痕：愈合后伤口与周围组织粘连，变硬，颜色加深、变淡红或苍白，局部皮肤变薄、易破损，时间长会发展成为难愈合的慢性伤口，甚至发生恶变（图4-4）。

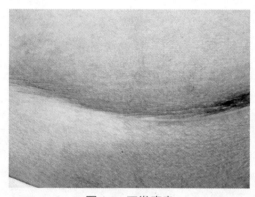

图4-1 正常瘢痕

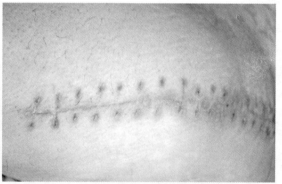

图4-2 浅表性瘢痕

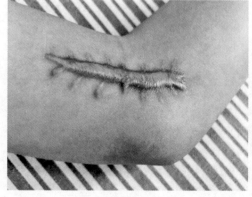

图4-3 增生性瘢痕

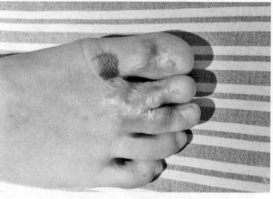

图4-4 萎缩性瘢痕

（4）瘢痕疙瘩：表现为高出周围正常皮肤、超出原损伤部位并持续生长的肿块，向周围组织呈蟹足样蔓延，可出现局部痒或痛（图4-5）。

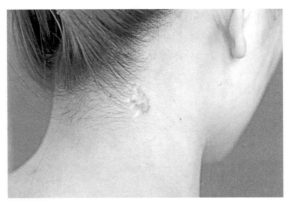

图 4-5　瘢痕疙瘩

三、观察与护理

1. 观察

（1）观察伤口的愈合情况（图4-6），如有无潮红、苍白、毛细血管充盈反应，有无皮屑脱落、渗液等。

（2）观察伤口形成瘢痕后的形状变化，是否逐渐变得柔软、平坦，有无高出皮肤表面，边缘有无"伪足"，注意瘢痕有无持续向周围组织浸润生长。

（3）检查瘢痕组织形成后的性质，用手指指腹触摸瘢痕部位，感觉其软硬度，轻推瘢痕组织是否可推动，是否与周围组织粘连（图4-7）。

（4）注意瘢痕生长部位的感觉，如有无发热、痒、痛、绷紧等不适感。

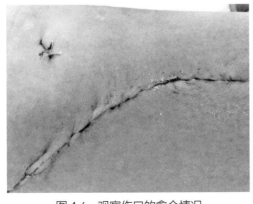

图 4-6　观察伤口的愈合情况

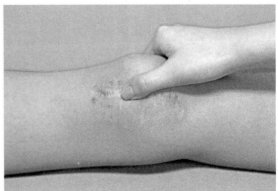

图 4-7　检查瘢痕组织

2. 护理

（1）做好手术切口及缝线伤口的护理，换药时要严格无菌操作，避免感染；保持创口周围皮肤干洁，避免灰尘、毛囊皮脂腺残留物、衣物纤维等落入创口区，刺激伤口引起组织反应（图4-8）。对于较深的创面，要以油纱覆盖保护（图4-9）。

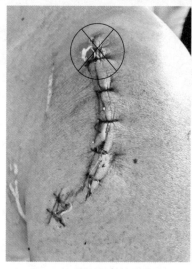 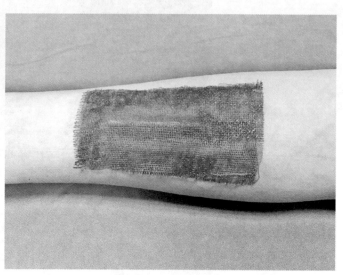

图4-8　伤口避免残留异物　　　　　　　　图4-9　油纱保护伤口

（2）减少对瘢痕组织的刺激。瘢痕组织喜冷怕热，尽量不要热敷、烤灯（图4-10）。外出时穿防晒衣、戴遮阳帽（图4-11），涂抹防晒指数 SP+++ 以上的防晒霜（图4-12）等，避免阳光直晒，以免加重瘢痕部位色素沉着，影响美观。

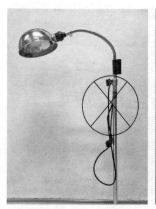 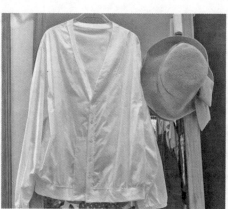 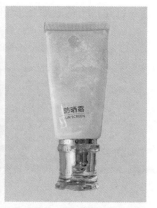

图4-10　禁止烤灯　　　　　图4-11　防晒衣及遮阳帽　　　　图4-12　防晒霜

（3）伤口愈合期间常伴痛痒感，避免用手抓挠，或用筷子等摩擦伤口（图4-13）。局部可冷疗（图4-14），降低不适感。

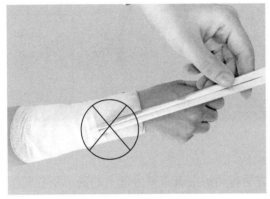

图4-13 禁止用筷子等摩擦伤口

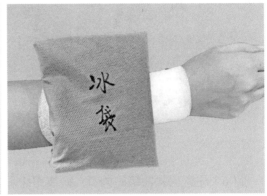

图4-14 局部冷疗

（4）秋冬天气较为干燥，瘢痕处痒感及脱皮会加重，可涂富含甘油与维生素E的护手霜（图4-15）、润肤霜、精油等，保持皮肤湿润，尽量避免吹风。

（5）受伤后或术后饮食宜清淡、易消化，避免肥甘厚腻之品。可进食鱼胶（图4-16）、鸡脚等富含胶原蛋白的食物，促进皮肤细胞再生；也可适量进食动物肝脏、胡萝卜等富含维生素A的食物，以及苹果（图4-17）、橙子（图4-18）、葡萄、芥蓝、油菜等富含维生素C的食物，以促进伤口的愈合。对于营养不良、吸收不好的患者可通过中医辨证进行饮食调理。

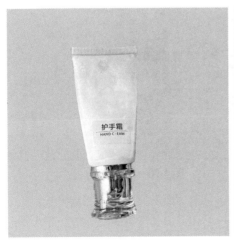

图4-15 护手霜

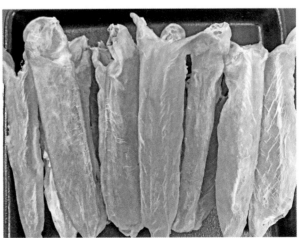

图4-16 鱼胶

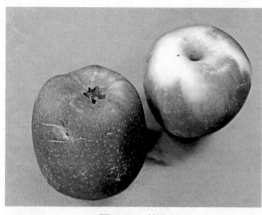

图 4-17　苹果

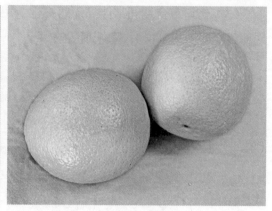

图 4-18　橙子

（6）注意自我情绪的调节：瘢痕组织形成后容易给患者带来生理上的痛苦及心理压力，甚至形成自卑与抑郁心理，患者应学会放松心情、保持乐观心态，积极治疗。

四、瘢痕修复方法

1. 药物治疗　常用药物有皮质激素类药物、含积雪草等中草药的软膏，如除疤软膏（图 4-19）、瘢痕凝胶（图 4-20）等。

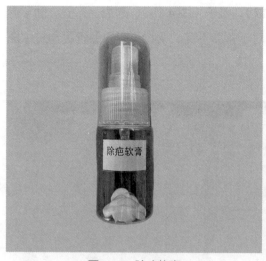

图 4-19　除疤软膏

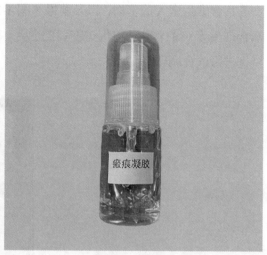

图 4-20　瘢痕凝胶

2. **硅胶贴片疗法**　祛疤硅胶贴片可软化瘢痕，使瘢痕缩小变浅、颜色淡化，并缓解痛痒、牵拉感等不适。

3. **压迫疗法**　使用弹力绷带（图 4-21）加压包扎（图 4-22），可使瘢痕组织发生退行性变，减轻和减少瘢痕增生。

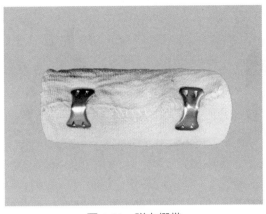
图 4-21　弹力绷带

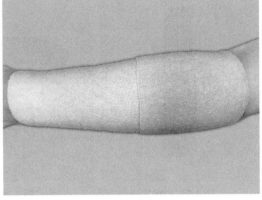
图 4-22　弹力绷带加压包扎

4. **按摩疗法**　按摩疗法的最佳时机是伤口愈合、痂皮脱落后。

方法： 涂润滑油，用拇指指腹以瘢痕为中心由内向外推揉按摩（图 4-23）。类圆形瘢痕从中心向外回旋推揉；条索形瘢痕从身体远心端到近心端，从中间向两旁皮肤组织推揉。按摩力度以感觉舒适为宜，注意避免划破瘢痕形成溃疡。按摩后期可适当增加力度，按摩时间 10～15 分钟，早晚各 1 次。按摩后将生姜切片敷于瘢痕上（图 4-24）。

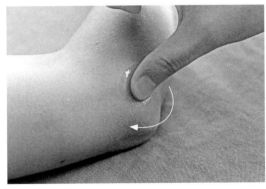
图 4-23　瘢痕按摩

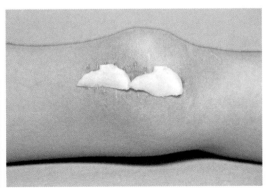
图 4-24　敷姜片

注：润滑油可选择精油（图4-25）、芦荟胶（图4-26）、活血化瘀的中药油（图4-27）。生姜片、芦荟胶可阻止肉芽组织继续生长；精油能刺激表皮及真皮细胞加速再生，如乳香、薰衣草等具有促进组织再生及细胞修复的作用。

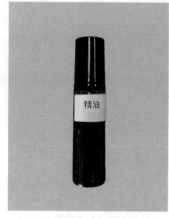

图4-25　精油

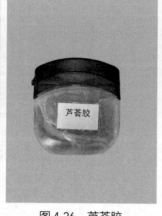

图4-26　芦荟胶

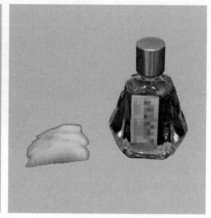

图4-27　中药油

5. 其他方法　中医蜡疗、激光、手术等。

陈婉敏、陈兰

第五章

骨折后居家
功能锻炼

功能锻炼是指被动或主动地进行肌力、关节活动、负重等训练，以促进人体运动功能恢复。可徒手也可利用运动器械辅助训练。

一、功能锻炼的目的

功能锻炼能增加局部血液循环，促进骨折部位及周围软组织的修复，维持关节活动度和肌力，防止关节僵硬、肌肉萎缩等并发症。

二、功能锻炼的原则

1. 兼顾全身与局部的锻炼。

2. 以主动锻炼为主，被动锻炼为辅。

3. 锻炼应循序渐进，根据骨折愈合情况分期进行。

4. 锻炼时单个动作一般应坚持 3 ~ 5 秒，以保证关节活动度和肌力均得到锻炼。

5. 锻炼频次以每天 3 ~ 5 次，每次 10 ~ 15 分钟为宜，强度以骨折部位不发生疼痛、休息后不再感觉疲劳为度。

三、功能锻炼的程序

1. 伤后 2 周以内为骨折早期，功能锻炼的主要形式是肌肉的舒张和收缩运动。

2. 伤后 3 ~ 6 周为骨折中期，功能锻炼由被动运动逐渐转为主动运动，防止肌肉萎缩及关节僵硬。

3. X 线片显示骨折部位已愈合为骨折后期，功能锻炼的主要形式是加强关节的主动活动和负重训练，使关节尽快恢复正常活动范围，肢体恢复正常力量。

四、功能锻炼可使用的工具

徒手锻炼不能达到目的时，可在医务人员的指导下使用自制的简易康复器具（详见第十章　制作居家简易康复器具）进行锻炼，如安装简易的轮滑、吊环、牵引器等，也可使用沙袋、弹力带、握力球等辅助训练（图 5-1 ~ 图 5-3）。

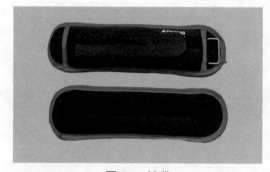

图 5-1　沙袋

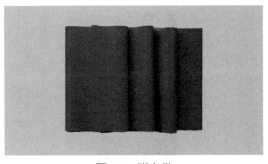

图 5-2　弹力带

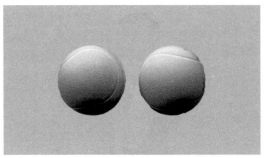

图 5-3　握力球

五、功能锻炼的注意事项

1. 锻炼时应集中精力，调匀呼吸，动作准确到位。

2. 不要操之过急和用力过猛，应根据骨折的恢复情况选用适当的锻炼方式和锻炼频次，切忌造成二次损伤。

3. 锻炼后肢体轻度肿胀，但休息后能够消肿者可以坚持锻炼；锻炼后肢体肿胀较重并伴有疼痛，应减少活动、抬高患肢，待症状减轻或消失后再恢复锻炼；如疼痛肿胀逐渐加重，或骨折部位突发疼痛，应警惕发生新的损伤，需停止锻炼并及时做进一步的检查。

4. 锻炼时应做好保护措施，防止跌倒、碰撞等，必要时请家人在旁边协助。

5. 功能锻炼应在医师或康复师的指导下进行，不得自行增加锻炼强度。

六、各部位骨折功能锻炼方法

（一）肩部骨折锻炼

适用于肩胛骨骨折、锁骨骨折、肱骨外科颈骨折等患者。

1. 骨折 1～2 周　骨折部位固定后即可开始功能锻炼。功能锻炼主要为握拳、伸指、肘部屈伸等（图 5-4～图 5-7）。以消肿止痛、促进血液循环为主，以缓解疼痛。

手机扫描二维码，跟视频学居家康复功能锻炼

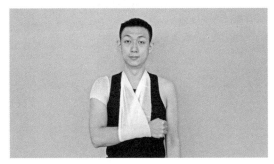

图 5-4　握拳

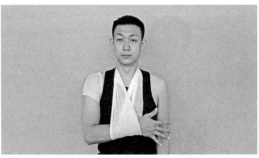

图 5-5　伸指

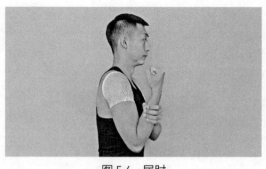

图 5-6　屈肘

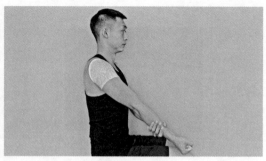

图 5-7　伸肘

2. 骨折 3 ~ 4 周　在不影响骨折部位固定稳定性的同时，做耸肩、肩关节前屈后伸、前臂内旋及外旋等活动（图 5-8 ~ 图 5-12）。以不引起疼痛为度。

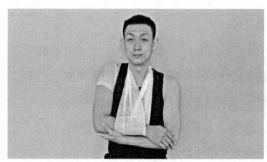

图 5-8　耸肩

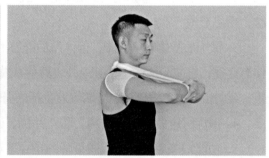

图 5-9　肩关节前屈

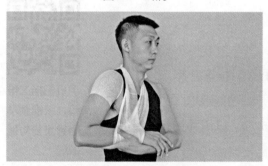

图 5-10　肩关节后伸

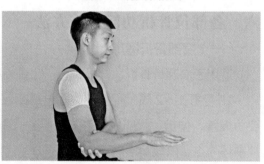

图 5-11　前臂内旋

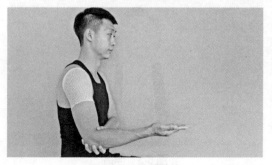

图 5-12　前臂外旋

3. **骨折4周以后** 此期骨折部位的外固定已去除，锻炼的目的是恢复肩关节的活动度，常用方法有肩关节的内旋及外旋、肩前上举、肩后背伸、外展上举、上举外旋、内收、外展（图5-13～图5-20）。

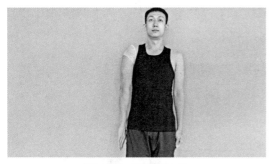

图 5-13 肩关节内旋

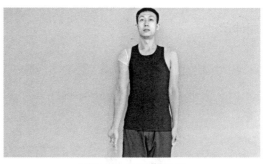

图 5-14 肩关节外旋

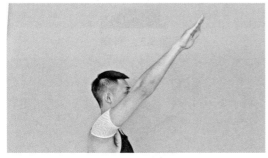

图 5-15 肩前上举

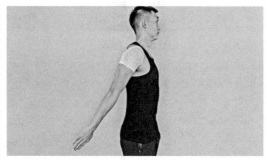

图 5-16 肩后背伸

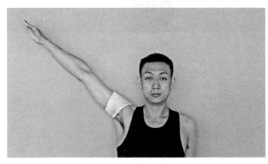

图 5-17 外展上举

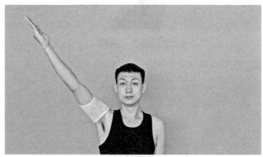

图 5-18 上举外旋

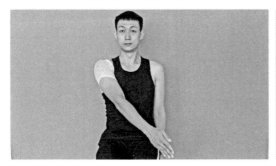

图 5-19 内收

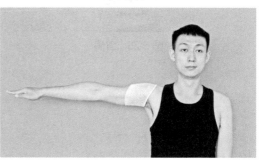

图 5-20 外展

（二）上臂骨折锻炼

适用于肱骨中上段骨折、中段骨折及中下段骨折等患者。

1. **骨折 1 ～ 2 周**　可进行握拳、伸指、肘部屈伸、耸肩（图 5-21 ～ 图 5-25）。注意肱骨中上段骨折者不适宜做耸肩及肩关节旋转活动，肱骨中下段骨折者不适宜做肘关节屈伸运动。

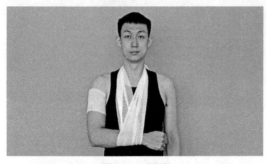

图 5-21　握拳

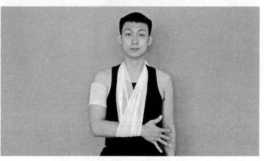

图 5-22　伸指

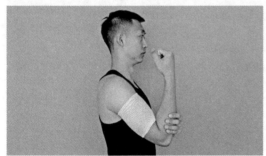

图 5-23　屈肘

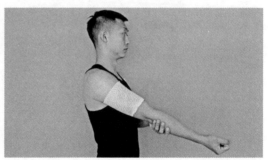

图 5-24　伸肘

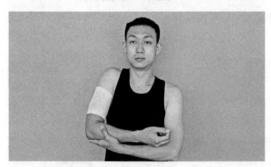

图 5-25　耸肩

2. 骨折 3～6 周　肱骨中段、上段骨折者可逐渐进行肩关节的耸肩、旋肩运动（图 5-26，图 5-27）；肱骨中段、下段骨折者可用健侧肢扶拿患侧肢，带动患侧肢上举（图 5-28），至感觉疼痛后缓慢放下恢复至原位。

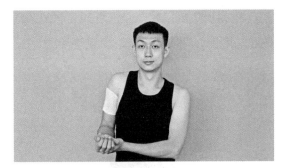

图 5-26　耸肩

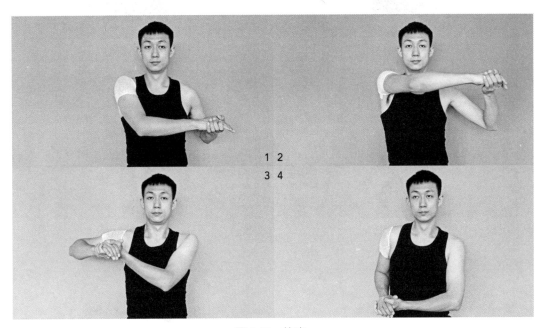

图 5-27　旋肩

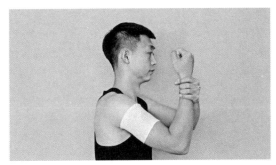

图 5-28　上举

3. 骨折 7 周以后　以恢复肩、肘关节活动功能为目的，重点做肩关节外展、后伸、内收、内旋、爬墙、对抗、负重等活动（图 5-29～图 5-35）。

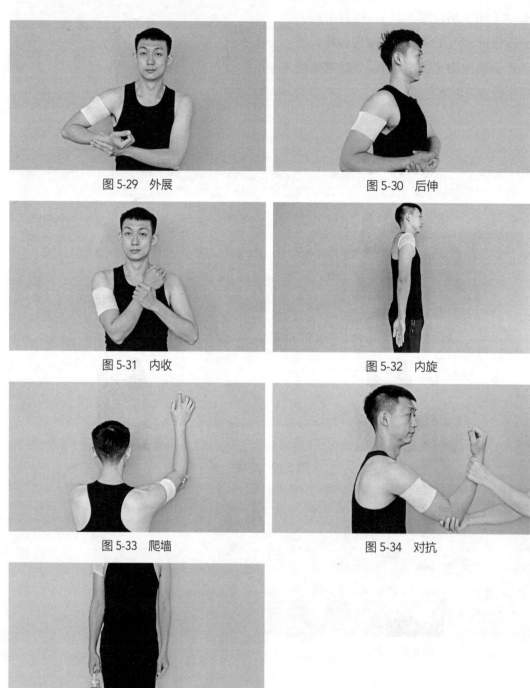

图 5-29　外展

图 5-30　后伸

图 5-31　内收

图 5-32　内旋

图 5-33　爬墙

图 5-34　对抗

图 5-35　负重

（三）肘部骨折锻炼

适用于肱骨髁上骨折、尺骨鹰嘴骨折、桡骨头骨折等患者。

1. **骨折1～2周** 骨折复位及固定后即可进行握拳、伸指及耸肩活动（图5-36～图5-38），以患者可耐受疼痛、不感觉疲劳为度。

2. **骨折3～4周** 在前期功能锻炼的基础上，悬吊前臂进行肘关节和肩关节的主动屈伸活动（图5-39～图5-42），活动范围以不引起疼痛为宜。

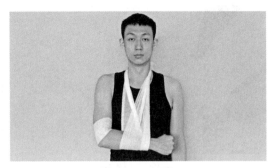

图 5-36　握拳

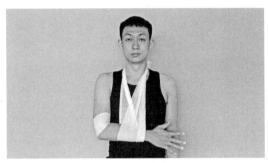

图 5-37　伸指

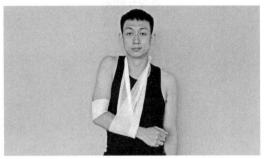

图 5-38　耸肩

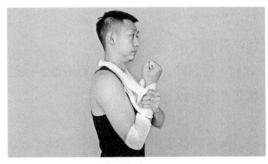

图 5-39　屈肘

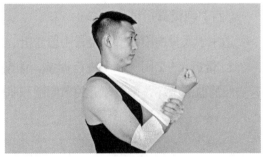

图 5-40　伸肘

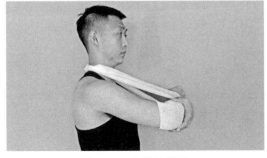

图 5-41　肩关节前屈

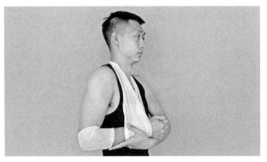

图 5-42　肩关节后伸

3. **骨折5周后** 此期应加强肘关节主动屈伸练习，遵从医嘱适当进行前臂内外旋练习（图5-43，图5-44），并可逐渐进行从轻到重的负重练习（图5-45）。

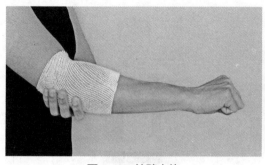

图 5-43　前臂内旋

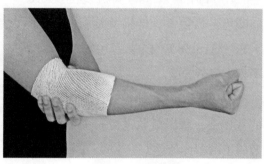

图 5-44　前臂外旋

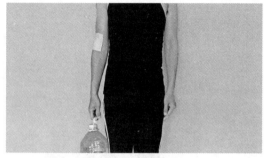

图 5-45　肘部负重

（四）前臂骨折锻炼

适用于尺骨中段骨折、桡骨中段骨折、尺桡骨双骨折等患者。

1. **骨折1～2周** 尽早进行握拳、伸指、耸肩、肘屈伸、腕屈伸等功能锻炼，以改善伤肢的血液循环，避免邻近关节僵硬和肌肉挛缩（图5-46～图5-52）。

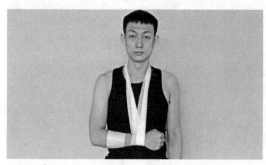

图 5-46　握拳

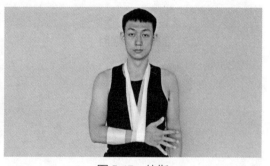

图 5-47　伸指

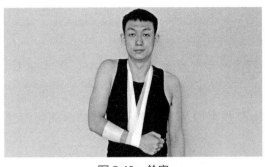

图 5-48　耸肩

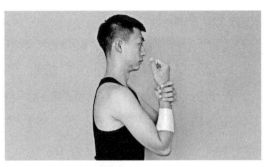

图 5-49　屈肘

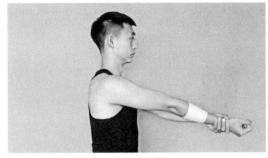

图 5-50　伸肘

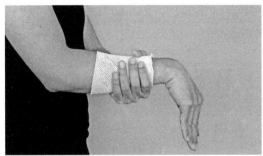

图 5-51　屈腕

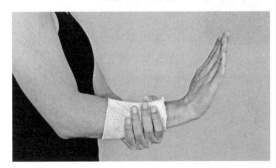

图 5-52　伸腕

2. 骨折 3~4 周　在前期锻炼的基础上，加大强度，以增强肌力，防止肌肉萎缩。

3. 骨折 5 周以后　锻炼的目的为恢复腕关节活动度。可进行前臂内外旋练习（图 5-53，图 5-54）。

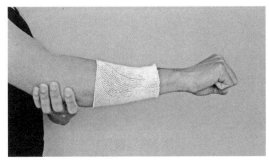

图 5-53　前臂内旋

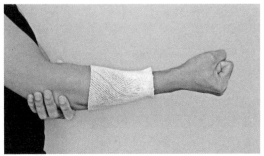

图 5-54　前臂外旋

（五）腕部骨折锻炼

适用于尺桡骨远端骨折、腕骨骨折等患者。

1. 骨折1~2周　为防止关节僵硬，可做握拳及手指屈伸活动（图5-55，图5-56）。

2. 骨折3~6周　此期患者的软组织创伤已基本愈合，经医生评估后，可进行腕关节的主动屈伸活动（图5-57，图5-58），频率及强度以患者不感到疲劳、疼痛可耐受为度。

3. 骨折6~8周　此期骨折基本愈合，可加大腕关节的屈伸幅度，增加腕关节尺桡偏练习（图5-59，图5-60），每次屈伸使其达到最大限度。频率及强度以患者不感到疲劳为度。

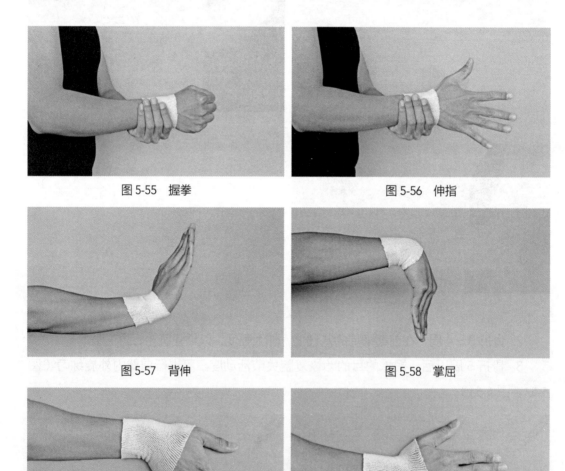

图5-55　握拳　　　　　　　　　　　图5-56　伸指

图5-57　背伸　　　　　　　　　　　图5-58　掌屈

图5-59　尺偏　　　　　　　　　　　图5-60　桡偏

（六）手部骨折锻炼

适用于掌骨骨折、指骨骨折等患者。

1. **骨折1~2周** 为防止关节僵硬，可做腕关节及健指的外展、内收及屈伸活动（图5-61~图5-66）。

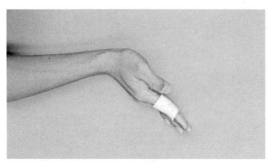

图 5-61 腕背伸

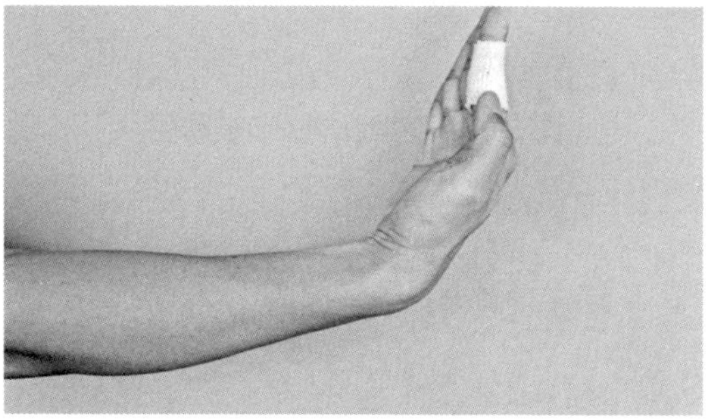

图 5-62 腕掌屈

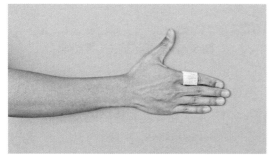

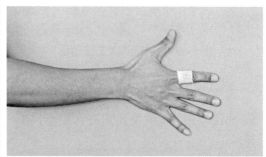

图 5-63 手指内收

图 5-64 手指外展

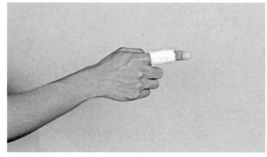

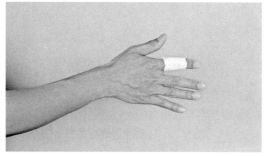

图 5-65 屈健指

图 5-66 伸健指

2. **骨折3~6周** 此期患者的软组织创伤已基本愈合，可在固定骨折部位的情况下进行伤指近远端关节的被动屈伸活动（图5-67~图5-70）。

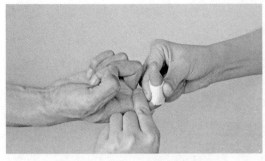

图 5-67 伤指近端关节被动屈

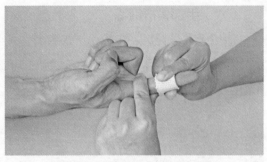

图 5-68 伤指近端关节被动伸

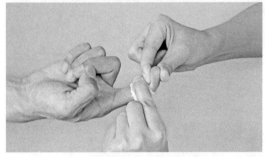

图 5-69 伤指远端关节被动屈

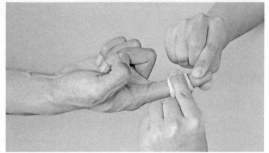

图 5-70 伤指远端关节被动伸

3. **骨折 6～8 周** 此期指骨折基本愈合，可过渡到主动运动。先固定伤指的近侧关节，再主动屈伸近侧及远侧关节（图 5-71～图 5-74），每次屈伸使其达到最大限度。

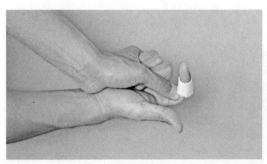

图 5-71 主动屈近侧指关节

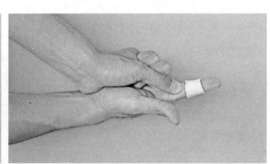

图 5-72 主动伸近侧指关节

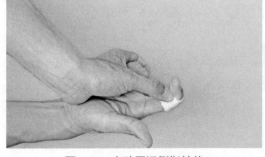

图 5-73 主动屈远侧指关节

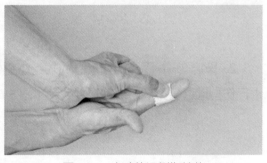

图 5-74 主动伸远侧指关节

当上述动作均能完成时，可继续行伤指关节完全屈伸活动（图5-75，图5-76），直到伤指完全恢复正常功能为止。

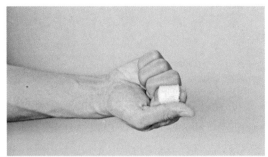

图5-75　主动屈曲伤指各关节

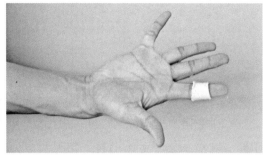

图5-76　主动伸直伤指各关节

（1）关节活动度及肌力训练：抓握一系列不同粗细的圆棍，从粗到细（图5-77，图5-78）；捏握皮球力度由轻到重（图5-79，图5-80）；弹力网板训练（图5-81，图5-82）。每天训练4次，每次练习10分钟。随着伤指肌肉耐力的增强，可逐步增加练习强度和时间，以不感觉疲劳为度。

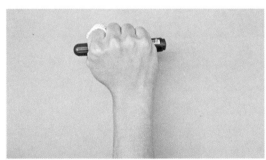

图5-77　抓握粗棍

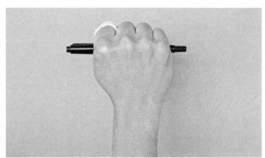

图5-78　抓握细棍

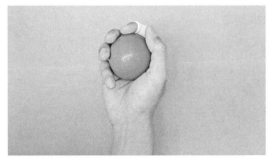

图5-79　捏皮球

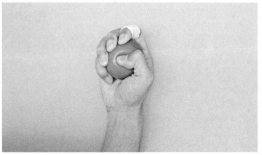

图5-80　握皮球

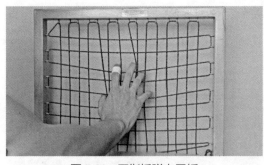

图 5-81　五指抓弹力网板

图 5-82　伤指钩弹力网板

（2）对指及捏物练习：训练患指动作的灵活性和协调性，让拇指指腹与其余四指指腹轮流触碰，每次做 10 分钟，每天做 4 次（图 5-83）。然后练习捏物，物品从大到小捏起（图 5-84）；制作一些手工艺品，参加动手的娱乐活动，训练两手协同操作的能力等。

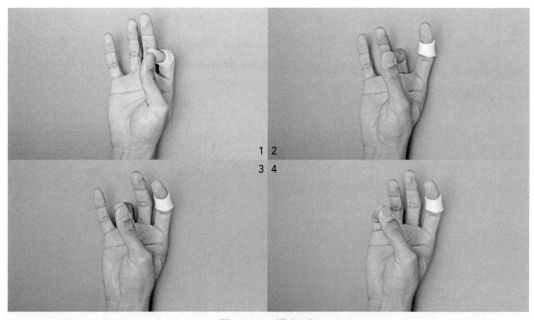

1 2
3 4

图 5-83　对指运动

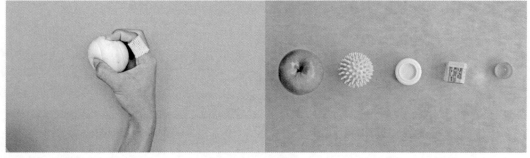

图 5-84　捏物

（七）髋部骨折锻炼

适用于髂臼骨折、股骨粗隆间骨折、股骨颈骨折等患者。

1. 骨折1～2周　功能锻炼重点在于肢体肌力锻炼，以促进血液循环、减轻肿胀及缓解疼痛。可进行抬臀、踝泵等运动（图5-85，图5-86），在有手术内固定时，也可行直腿抬高练习（图5-87）。

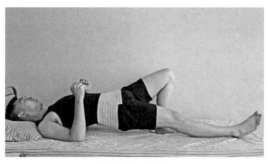

图5-85　抬臀

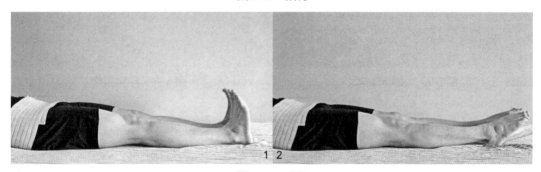

图5-86　踝泵

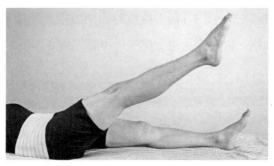

图5-87　直腿抬高

2. 骨折2～4周　逐渐加大前期锻炼的强度和增加锻炼次数。在有手术内固定时可增加平卧位空踩自行车（图5-88）。

3. **骨折 5～6 周** 患者可在站位时做髋关节外展、内收及屈髋、屈膝运动，强度以不感觉疲劳为度（图 5-89～图 5-91）。

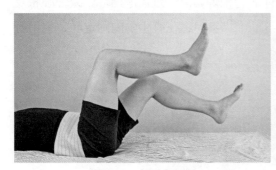

图 5-88 空踩自行车

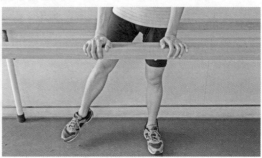

图 5-89 髋关节外展

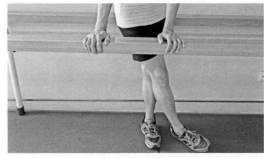

图 5-90 髋关节内收

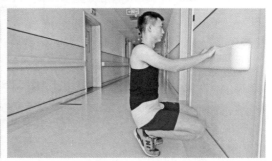

图 5-91 屈髋屈膝

（八）大腿部骨折锻炼

适用于股骨中上段骨折、股骨中段骨折、股骨中下段骨折等患者。

1. **骨折 1～2 周** 功能锻炼原则是尽早开始，主动为主，被动为辅。可进行踝泵、压膝、推髌等活动（图 5-92～图 5-94）。推髌时，用拇指及示指拿捏住髌骨左右推动，每次 20 下；每天 3～4 次，以患者可耐受疼痛、不感觉疲劳为度。

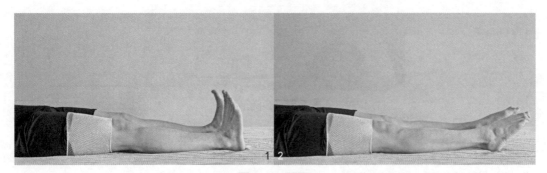

图 5-92 踝泵

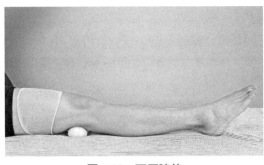

图 5-93　下压膝盖

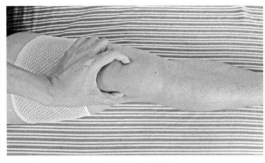

图 5-94　推髌

2. **骨折 3～4 周**　在不影响骨折部位稳固性的同时，逐渐加大前期锻炼的强度和增多锻炼次数，如直腿抬高运动（图 5-95）。

3. **骨折 5 周以后**　此期主要是恢复关节的活动度和锻炼肌力。锻炼以屈髋屈膝、负重直腿抬高运动为主，后期在医生的指导下可扶拐下床活动。

（1）屈髋屈膝运动：足底贴床，慢慢滑动，屈曲膝部（从 10° 开始逐渐增加，以患者能耐受为主），每次 20 下，每天 3～4 次（图 5-96）。

（2）负重直腿抬高运动：患者取平卧位或坐位，患肢伸直，小腿下方负重（开始以 1 千克沙袋为宜，逐渐增加至 2 千克），患肢尽力抬高至足跟离床 10～20 厘米，坚持 5～6 秒然后放下，每次 20 下，每天 3～4 次。以患者可耐受疼痛、不感觉疲劳为度（图 5-97，图 5-98）。

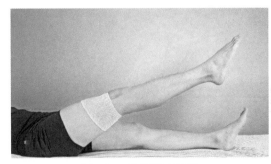

图 5-95　直腿抬高运动

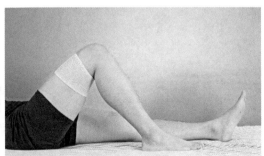

图 5-96　屈髋屈膝

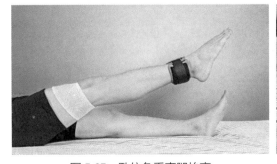

图 5-97　卧位负重直腿抬高

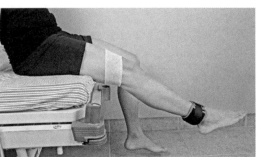

图 5-98　坐位负重直腿抬高

（九）膝部骨折锻炼

适用于髌骨骨折、胫骨平台骨折、股骨髁间骨折、胫腓骨中上段骨折等患者。

1. **骨折 1～2 周**　膝部固定及限制活动期间，患者可进行压膝、踝泵等活动（图 5-99，图 5-100），以促进血液循环、减轻疼痛肿胀、防止深静脉血栓。程度以患者可耐受疼痛、不感觉疲劳为度。

2. **骨折 3～4 周**　此期骨痂逐步生长，局部肿胀消失，保守治疗者继续前期运动，可逐渐加大锻炼的强度和增多锻炼次数；手术治疗者加做膝关节主动屈伸运动和直腿抬高运动（图 5-101～图 5-103）。强度以患者可耐受疼痛、不感觉疲劳为宜，逐渐增加活动范围。

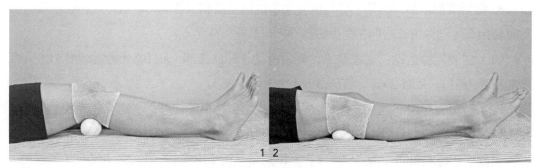

图 5-99　压膝

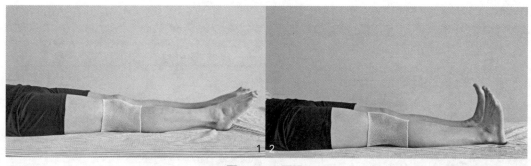

图 5-100　踝泵

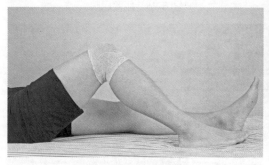

图 5-101　自主屈伸

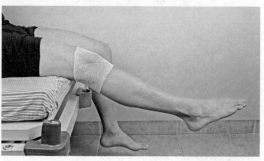

图 5-102　床边屈伸

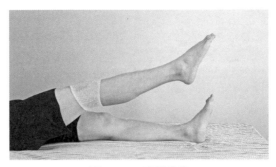

图 5-103　直腿抬高

3. **骨折 5 周以后**　患者可加强膝关节的屈伸活动，进行推髌、膝关节负重屈伸、下蹲、弓步压腿等练习（图 5-104 ～图 5-107）。膝关节负重练习时，先在踝部绑一个沙袋（沙袋重量可从 1 千克逐渐增加至 3 千克），每次练习 15 分钟，每日 2 ～ 3 次，以患者可耐受疼痛、不感觉疲劳为度。后期可在医务人员指导下扶拐下床活动。

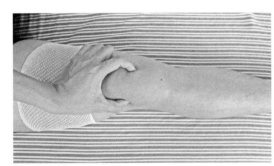

图 5-104　推动髌骨

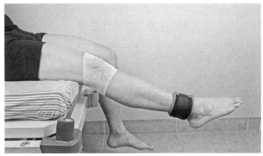

图 5-105　负重屈伸

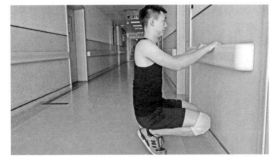

图 5-106　下蹲练习

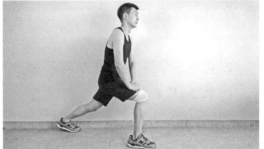

图 5-107　弓步压腿

（十）小腿骨折锻炼

适用于胫腓骨中上段骨折、胫腓骨中段骨折、胫腓骨中下段骨折等患者。

1. **骨折 1 ～ 2 周**　在骨折固定的情况下，患者可进行压膝、膝关节屈伸、踝泵等活动，锻炼大腿肌肉群（图 5-108 ～图 5-110）。

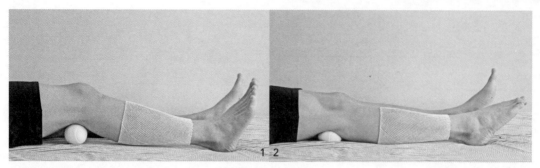

图 5-108 压膝

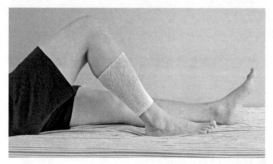

图 5-109 膝关节屈伸

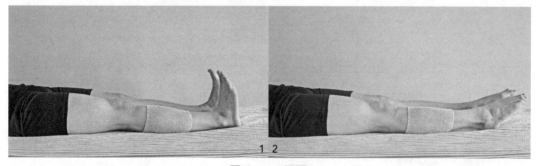

图 5-110 踝泵

2. 骨折2~4周　患者继续前期功能锻炼，增加直腿抬高、膝关节抗阻屈伸运动（图 5-111，图 5-112）。

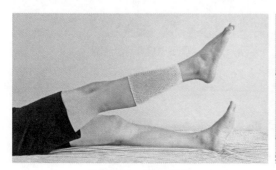

图 5-111 直腿抬高

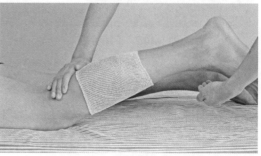

图 5-112 膝关节抗阻屈伸

3. **骨折 4～6 周** 患者可进行患肢站位蹬地练习（图 5-113）。患肢在站位时稍用力踩地，每日 10～20 次，上下午各 5～10 次，以达到纵向挤压骨折断端，刺激骨痂形成的目的。使用拐杖行走时，患肢应正确用力，全足着地，开始时轻用力，以后逐渐增加负重。

4. **骨折 6～8 周** 患者应进行全面的肌肉及关节活动锻炼，如弓步、下蹲等练习（图 5-114，图 5-115），逐渐加大活动量及范围，并使用助行器负重行走。

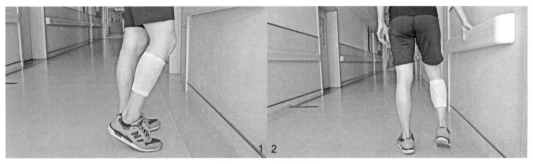

图 5-113 站位蹬地

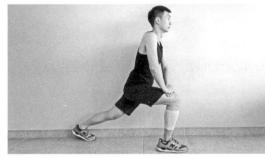

图 5-114 弓步练习

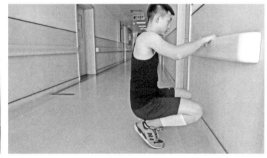

图 5-115 下蹲练习

（十一）足踝部骨折锻炼

适用于跟骨骨折、踝部骨折、胫腓骨下段骨折、踇外翻截骨矫形术后等患者。

1. **骨折 1～6 周** 患者可行膝关节及足趾屈伸、压膝等练习（图 5-116～图 5-119），以促进血液循环、消肿止痛。

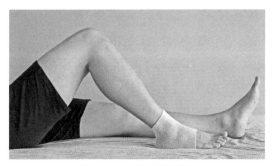

图 5-116 膝关节屈伸

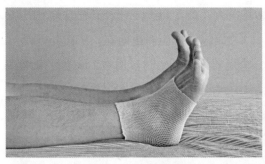

图 5-117　伸足趾

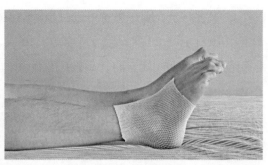

图 5-118　屈足趾

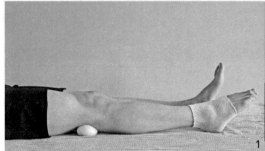

图 5-119　压膝

2. **骨折 6～8 周**　患者可行踝关节主动屈伸、足部主动内外翻、踝关节抗阻屈伸、足部抗阻内外翻等运动（图 5-120～图 5-127），以患者能耐受疼痛、不感觉疲劳为度。

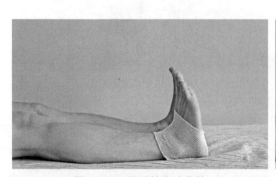

图 5-120　踝关节主动背伸

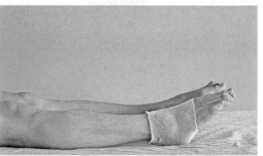

图 5-121　踝关节主动跖屈

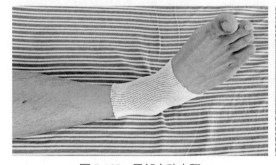

图 5-122　足部主动内翻

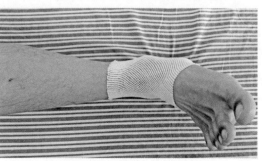

图 5-123　足部主动外翻

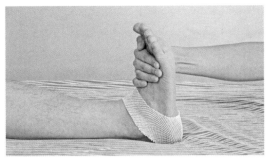

图 5-124　踝关节抗阻背伸

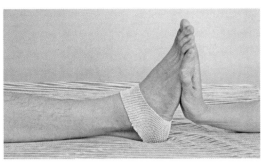

图 5-125　踝关节抗阻跖屈

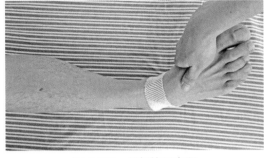

图 5-126　足部抗阻内翻

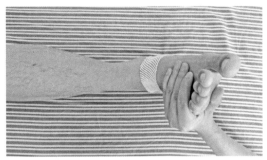

图 5-127　足部抗阻外翻

3. **跟腱拉伸运动**　患者将前脚掌置于 5 ～ 8 厘米高的书或沙包上,足跟着地(图 5-128)。

4. **滚筒运动**　患者取坐位,选择圆柱体形状的滚筒或瓶子,放在防滑布上,患肢的足弓放在滚筒或瓶子上前后滚动(图 5-129),每组 3 分钟,每天 4 组,以不觉疲劳为度。

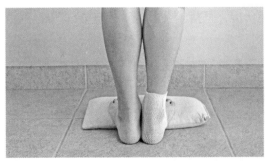

图 5-128　跟腱拉伸

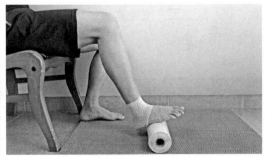

图 5-129　滚筒运动

5. **骨折 8 ～ 12 周**　患者进行全关节活动,进一步恢复足趾关节及踝关节活动度。可进行拉力带抗阻训练及患肢负重训练(图 5-130 ～图 5-133)。

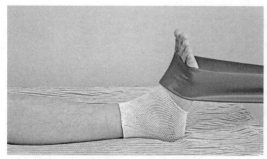

图 5-130　勾起抗阻

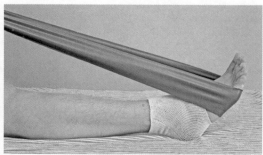

图 5-131　下踩抗阻

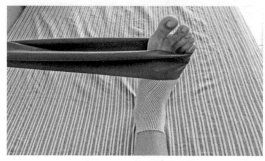

图 5-132　足向外抗阻

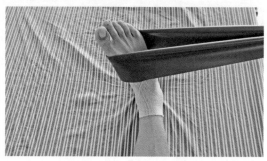

图 5-133　足向内抗阻

　　部分负重训练：可进行足部踩地及站立负重练习。足部踩地时先将患足平放在地面上，然后尽量抬起足跟，以足趾着地负重（图 5-134）。站立负重练习时，手臂扶住固定栏杆以稳定身体重心，先将身体重量压在健侧腿上，逐渐将身体向患侧腿倾斜，使患侧腿承受身体重量（图 5-135）。

　　6. 骨折 12 周以后　患者可开始完全负重练习及弃拐行走。完全负重练习时单腿站立，提起健侧足，使身体的重量纯粹由患侧足负担，坚持 15 秒，复原到起始姿势，重复练习（图 5-136）。

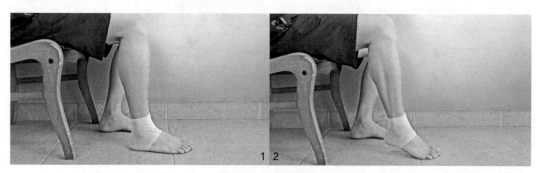

1　2

图 5-134　足部踩地

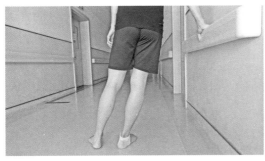

图 5-135　部分负重练习

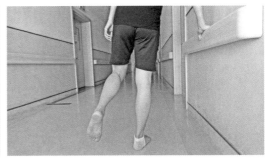

图 5-136　完全负重练习

（十二）颈部骨折锻炼

适用于颈部骨折患者。

1. **骨折 1~2 周**　患者在卧床情况下进行耸肩、旋肩、双掌擦颈及呼吸功能训练（图 5-137~图 5-139）。

耸肩时，患者取仰卧位，放松肩部肌肉，保持头部不动，缓慢上提双侧肩部，维持 5~6 秒后再放松，重复训练。

旋肩舒颈时，患者抬起双手，并拢手指，掌心朝下，指尖放在双侧肩上，由后向前旋转双臂 20~30 次，再由前向后旋转双臂，如此交替进行。

双掌擦颈时，以双手十指交叉放在后颈部，左右来回摩擦。

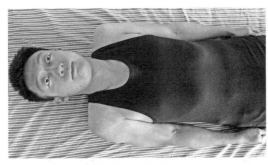

图 5-137　耸肩训练

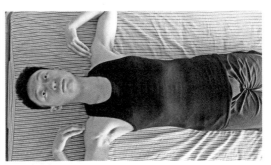

图 5-138　旋肩训练

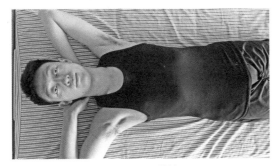

图 5-139　双掌擦颈

呼吸功能训练包括深呼吸、吹气球及有效咳嗽等，以改善肺部通气功能、促进排痰、预防肺部感染。

（1）深呼吸法：患者平卧于床上，双腿呈屈膝位，在腹部放小沙袋或双手放于腹部，鼻部慢慢地深吸气，使腹部鼓起，然后将嘴唇缩拢，如吹口哨般缓缓呼出气体，使腹部下陷，双手随之下沉，在呼气末用力加压，以增加腹内压（图 5-140，图 5-141）。吸气比呼气的时间短，比值为 1：2 或 1：3。

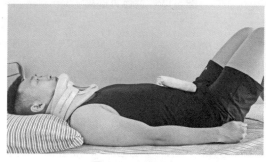
图 5-140　深吸气

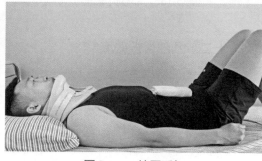
图 5-141　缩唇呼气

（2）吹气球：深吸气，用嘴唇含住气球，尽自己所能一次性地将气球吹大，坚持每天重复训练，以更快掌握深呼吸的方法，延长呼气的时间（图 5-142）。

（3）有效咳嗽、排痰：他人扶稳颈部，患者在 2 次深呼吸的基础上，再用力深吸一口气，尽力屏气后张口用力咳嗽 1～2 次，直至有效地排出痰液（图 5-143）。

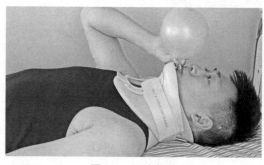

图 5-142　吹气球

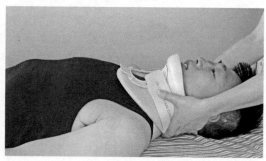
图 5-143　他人扶住有效咳嗽

2. 骨折 3～12 周　患者卧位时继续进行前期训练，以放松颈部肌肉，促进局部血液循环。在佩戴颈部支具的情况下，可进行坐起及步态训练。

患者第一次训练须在医护人员或康复师的指导下，佩戴颈部支具下床活动。先在床边坐 30 秒，无不适再在床边站立 30 秒，无不适才迈步慢走，协助者应注意护住患者腰部，谨防跌倒（图 5-144～图 5-146）。

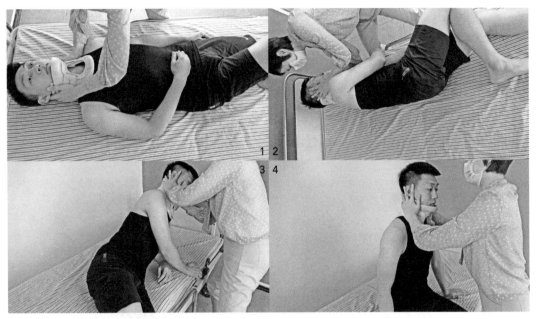

1 2
3 4

图 5-144　坐在床边

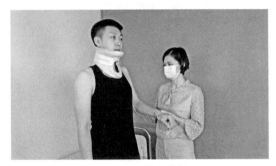

图 5-145　站在床边

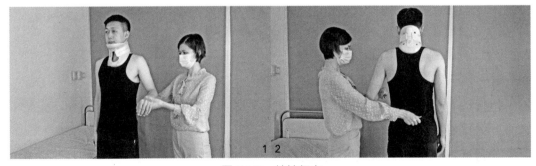

1 2

图 5-146　扶持行走

3. **骨折 12 周后**   在医生确认骨折已愈合的情况下，患者可适当做一些颈部的活动训练，幅度由小到大，训练时长逐渐增加。

（1）颈项争力：患者将右手掌立起来放在胸前，向左水平推出，左手则放在背后向右方伸直，同时头部看向右方，保持 5~6 秒。左右交换进行练习（图 5-147，图 5-148）。

（2）双手托天：患者伸直双手，举高过头，使掌心朝上，缓缓地抬起头，双眼仰视自己的手背，保持 5~6 秒，以不感觉疲劳为宜（图 5-149）。

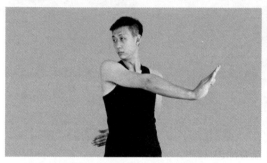 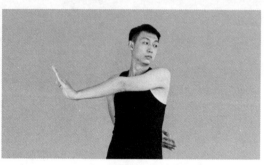

图 5-147 手掌向左平行推出　　　　　　　图 5-148 手掌向右平行推出

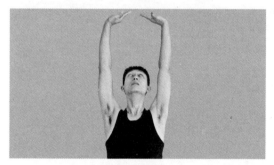

图 5-149 双手托天

（十三）腰部骨折锻炼

适用于胸腰部骨折的患者。

1. **骨折 1~2 周**   患者在卧床情况下进行呼吸功能训练（见颈部骨折早期功能锻炼方法）及四肢的正常活动。

2. **骨折 3~4 周**   患者进行五点支撑、三点支撑等腰背肌训练，以增强腰部肌力，预防肌肉萎缩。运动量以患者不感觉疲劳为度。在佩戴腰部支具时也可开始进行步态训练。

（1）5 点支撑法：患者仰卧，屈膝，以头、双肘、双足作为支撑点，尽可能同时抬起背部、腰部、臀部及大腿（图 5-150）。

（2）三点支撑法：患者仰卧，屈膝，双手伸直放于大腿外侧，以头顶及双足作为支撑点，撑起肩部、腰部、臀部及大腿（图5-151）。

3. **骨折4周后** 患者继续进行五点支撑及三点支撑训练，增加飞燕训练。飞燕训练时取俯卧位，双手伸直向后举高，双腿尽可能伸直往上抬，以腹部作为支撑点，同时抬起头、颈、胸及双下肢（图5-152）。

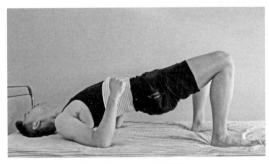

图 5-150　五点支撑法

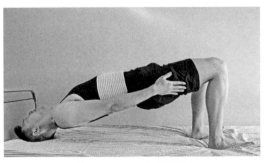

图 5-151　三点支撑法

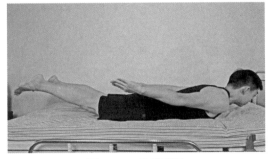

图 5-152　飞燕训练

（十四）骨盆骨折锻炼

适用于髂骨骨折、髋臼骨折、坐骨骨折、耻骨骨折等患者。

1. **骨折1～2周** 患者行双上肢全关节活动及压膝、踝泵训练，以保持下肢肌力，预防关节僵硬（图5-153，图5-154）。

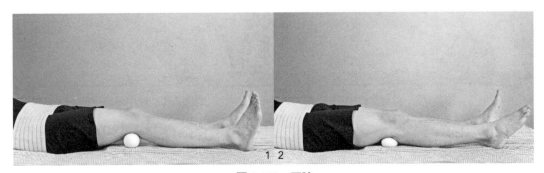

图 5-153　压膝

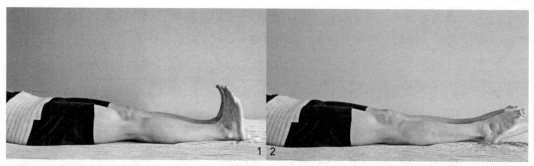

图 5-154　踝泵

2. 骨折 3～4 周　患者骨折情况稳定时可行髋、膝关节的屈伸运动，并从被动锻炼逐渐过渡到主动锻炼（图 5-155，图 5-156）。

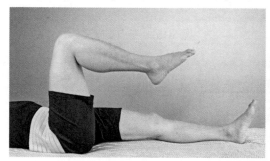

图 5-155　髋关节屈伸运动

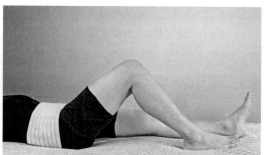

图 5-156　膝关节的屈伸运动

3. 骨折 5 周以后　患者可练习卧位直腿抬高及空中踩自行车等动作，并逐渐过渡至双手扶栏杆床做下蹲练习、前后踢腿练习（图 5-157 ～图 5-160）。

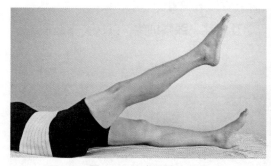

图 5-157　直腿抬高

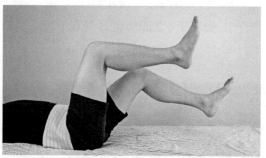

图 5-158　空中踩自行车

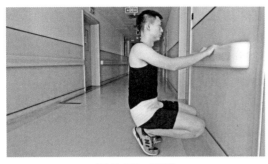

图 5-159　下蹲

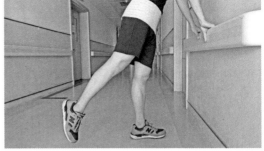

图 5-160　后踢腿

（十五）胸部骨折锻炼

适用于胸骨骨折、剑突骨折、肋骨骨折等患者。

1. **骨折 1～2 周**　患者可进行下肢的正常活动及呼吸功能训练。深呼吸、吹气球（详见颈部骨折功能训练）。

坐式有效咳嗽训练：手掌扶按骨折处胸壁，以缓冲咳嗽对胸壁带来的震动、减轻疼痛。采用连续多声轻咳的方式，以防咳嗽力度过大致骨折断端移位刺伤胸膜（图 5-161）。

2. **骨折 2～4 周**　患者可进行耸患侧肩、肘部屈伸等运动（详见肩部骨折功能锻炼）。

3. **骨折 4～6 周**　骨折基本愈合，患者可进行腰部屈伸和侧弯练习（图 5-162～图 5-164）。

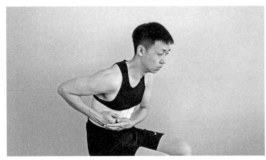

图 5-161　有效咳嗽

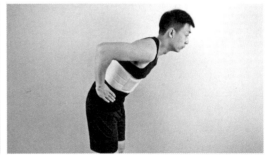

图 5-162　腰部前屈

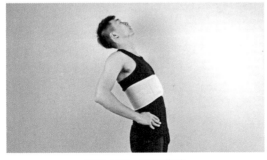

图 5-163　腰部背伸

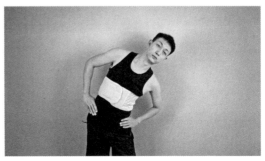

图 5-164　腰部侧弯

参考文献

[1]　宁宁.骨科康复护理学 [M].北京:人民军医出版社,2005.

[2]　燕铁斌.骨科康复评定与治疗技术 [M].北京:人民军医出版社,2011.

[3]　潘敏.康复护理学 [M].北京:人民卫生出版社,2011.

[4]　张绍岚.物理治疗学 [M].上海:复旦大学出版社,2009.

[5]　于长隆.骨科康复学 [M].北京:人民卫生出版社,2010.

林梅、傅秋媛、江丽娇

第六章

日常生活
能力训练

日常生活能力是指人独立完成生活基本技能，包括衣、食、住、行、个人卫生等基本动作和技巧，如进食、洗澡、修饰、穿衣、如厕、床椅转移、平地行走、上下楼梯等。不同部位的骨折伴有不同程度的生活自理能力下降，因此，骨折患者及陪护人员应掌握日常生活能力训练方法和技巧，以提高生活自理能力，满足日常活动、卫生、安全。

手机扫描二维码，跟视频学日常自理能力训练

一、进食

1. 单侧上肢骨折患者早期进食方法　本时期骨折不稳定，建议使用健侧手进食，包括饮水和吃固体 / 半固体食物（图 6-1，图 6-2），利手是患侧手时，则训练另一侧手为利手。

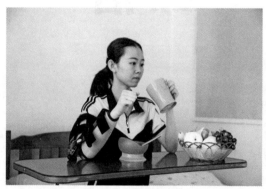

图 6-1　健侧手喝水

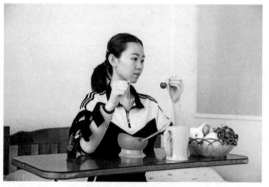

图 6-2　健侧手进食

（1）进食前，坐位稳定，患侧上肢置于桌上，保持对称坐姿（图 6-3）。

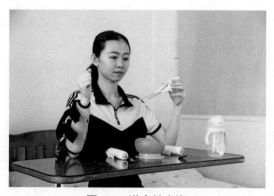

图 6-3　进食前坐姿

（2）单手不能固定食物或餐具时，可使用吸盘碗、防滑垫等以增加摩擦力，防止进食过程中食物和餐具移动（图6-4，图6-5）。

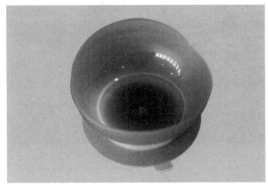

图6-4　吸盘碗

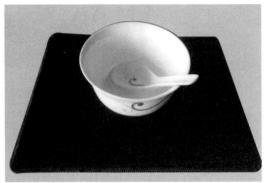

图6-5　防滑垫

2. **单侧上肢骨折患者恢复期进食方法**　本时期患侧肢体活动受限、肢体乏力，应训练并鼓励其使用患侧手进食，恢复患侧肢体功能。如使用患侧手固定餐具或食物；双手同时抓握水杯饮水；或借助辅助工具，如合适的刀叉和调羹，做进食和饮水训练。

（1）患侧肩肘关节活动受限者可使用加长手柄或成角的勺、叉等（图6-6）。

（2）患侧肢体活动屈伸受限，握力减弱者可使用手柄加粗叉、手柄加粗勺等，或使用多功能固定带（万能袖带）等（图6-7～图6-9）。

（3）手指肌力低下者可使用弹簧筷子（图6-10）。

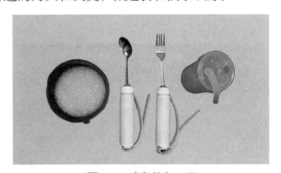

图6-6　成角的勺、叉

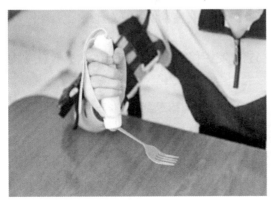

图6-7　使用手柄加粗叉

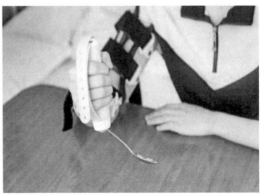

图6-8　使用手柄加粗勺

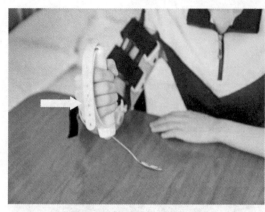

图 6-9　使用胶带固定餐具

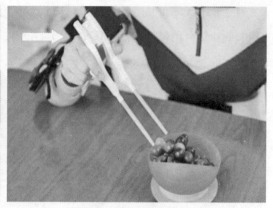

图 6-10　使用弹簧筷子

3. **双侧上肢骨折者早期进食方法**　应由家属或陪护者协助进食和饮水。

4. **下肢骨折及卧床者进食方法**　建议使用带吸管水杯饮水（图 6-11），避免呛咳，根据不同进食体位放置食物，便于患者拿取。

（1）胸腰椎骨折者绝对卧床时，进食取侧卧位或头偏一侧位，食物放置一侧，宜选择简单、细、软的食物，避免呛咳（图 6-12）。

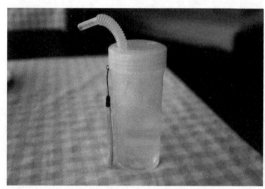

图 6-11　带吸管水杯

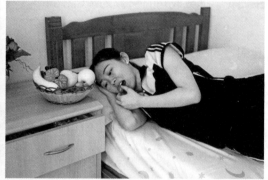

图 6-12　卧位进食

（2）大腿骨折者，抬高 / 垫高床头 30°～45°，使用移动餐桌或胸前垫木板放置食物（图 6-13）。

（3）膝部以下骨折患者，可于床上 / 床边取坐位，使用移动餐桌自行进食（图 6-14，图 6-15）。

5. **进食注意事项**　进食期间骨折患者应细嚼慢咽，切勿与他人聊天。陪护者观察患者吃饭或饮水过程中有无呛咳表现。如有呛咳应停止进食，请专业人员进行吞咽功能评估，并进行吞咽训练。吞咽及咀嚼困难者可选用榨汁机绞碎食物，以便进食（图 6-16）。

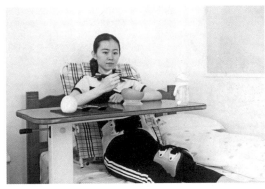

图 6-13 半卧位进食

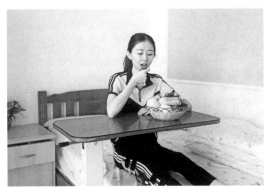

图 6-14 床上坐位进食

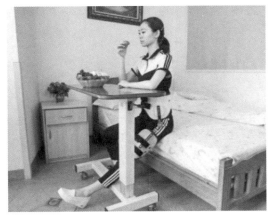

图 6-15 床边坐位进食

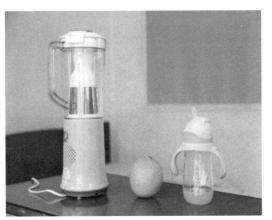

图 6-16 绞碎固体食物

二、洗澡

1. **单侧上肢骨折患者洗澡方法** 可采取淋浴或盆浴，骨折早期洗澡时应妥善固定患肢，使用健侧单手清洁身体，包括单手摁取沐浴露（图 6-17）、单手拧毛巾（图 6-18），借助长柄沐浴球清洁后背（图 6-19）。患肢功能恢复期间，应鼓励骨折患者多使用患侧手协助沐浴。

2. **骨伤卧床者洗澡方法** 建议床上擦浴。根据病情，鼓励其自行擦浴，不能触及的地方由家属或陪护人员协助。

3. **下肢骨折恢复期洗澡方法** 经医生诊断可下床活动者，建议坐位淋浴，使用沐浴凳或带扶手椅子（图 6-20），用长柄沐浴球清洁小腿和足踝以下部位（图 6-21）。髋关节置换术后患者采取坐位淋浴时应伸直患肢（图 6-22），避免因弯腰、屈髋小于 90°而引起髋关节假体脱位。

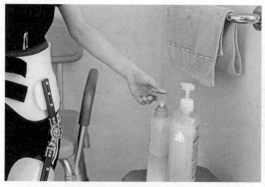

图 6-17　单手摁取沐浴露

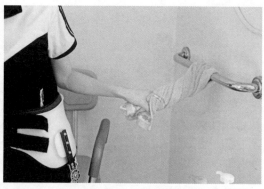

图 6-18　单手拧毛巾

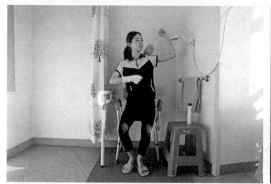

图 6-19　使用长柄沐浴球清洁后背

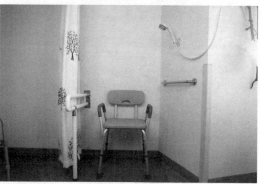

图 6-20　沐浴凳

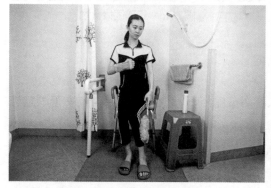

图 6-21　长柄沐浴球清洁小腿

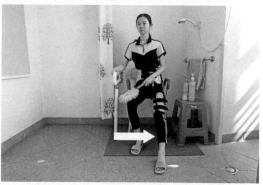

图 6-22　髋关节置换术后患者坐位沐浴

4. 洗澡注意事项

（1）淋浴水温不可超过 45°，防止烫伤；淋浴时间不可超过 20 分钟，以免发生晕厥。

（2）浴室环境改造：洗澡时，毛巾、沐浴露、淋浴头等物品应放在随手可拿的地方（图 6-23），方便伤者拿取；

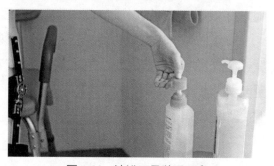

图 6-23　沐浴工具随手可拿

浴室应安装扶手（图6-24）；地面放置防滑垫（图6-25），避免伤者在沐浴期间跌倒。

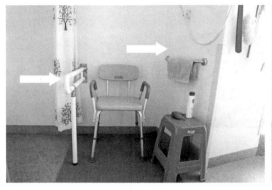

图6-24　浴室安装扶手

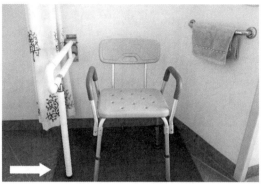

图6-25　浴室放置防滑垫

（3）伤口未愈合期间建议擦浴，禁止淋浴或盆浴，以免引起伤口感染。

三、修饰

修饰活动包括梳头、洗脸、刷牙、男士剃须等，对于单侧上肢骨折患者，可训练其单手完成个人卫生及修饰，如病情允许，鼓励使用患侧手提供帮助。

1. **梳头**　骨折早期患者用健侧手梳头（图6-26），长发者由家属协助扎发；晚期鼓励患者使用患侧手梳头，建议使用梳柄加粗或加长的梳子（图6-27）。

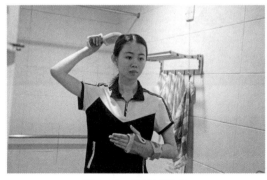

图6-26　健侧手梳头

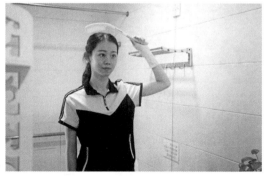

图6-27　加粗、加长梳柄的梳子

2. **洗脸**　洗脸时最好选用小毛巾，方便健侧手一手抓握，步骤如图6-28～图6-31所示。

3. **刷牙**　可使用普通牙刷或电动牙刷进行刷牙。刷牙步骤如图6-32～图6-35所示。

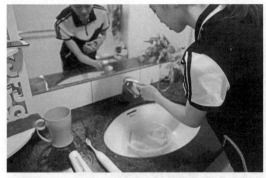

图 6-28　毛巾放入脸盆，放水

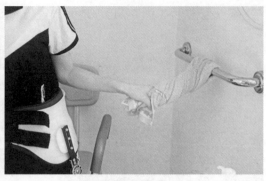

图 6-29　单手拧毛巾

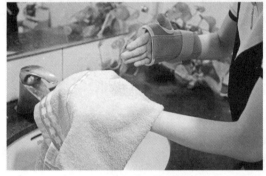

图 6-30　毛巾平放在健侧手上

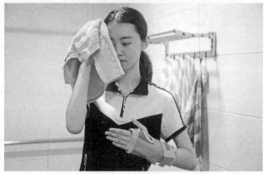

图 6-31　擦脸

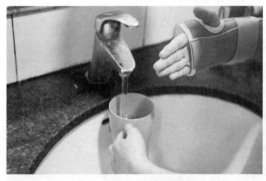

图 6-32　漱口杯装水

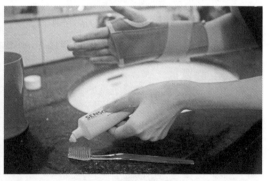

图 6-33　单手挤牙膏

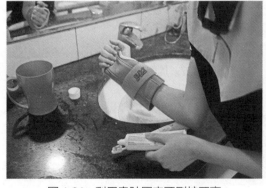

图 6-34　利用患肢固定牙刷挤牙膏

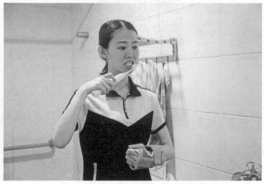

图 6-35　单手刷牙、漱口

4. **男士剃须** 男性骨折患者剃须时建议使用可充电的电动剃须刀代替手动刀架剃须刀（图 6-36）。

5. **剪指甲** 剪健侧手指甲时，可使用带有固定板的指甲刀（图 6-37）。

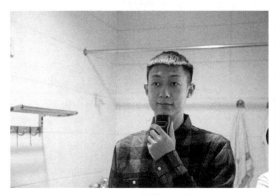

图 6-36 电动剃须刀剃须

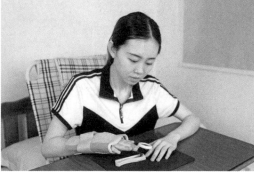

图 6-37 带固定板指甲刀

6. **注意事项**

（1）骨折卧床者应于床上完成修饰活动，必要时由家属协助完成。下肢骨折患者恢复期可下床活动时，仍建议坐位完成修饰活动，避免跌倒。

（2）修饰工具应放在容易取放的地方。

四、穿衣

包括穿脱上衣、穿脱裤子、穿脱鞋袜等。穿衣时患侧要先穿后脱。

1. **穿脱上衣** 单侧上肢骨折患者，可训练单手穿脱衣服，建议坐位完成该活动。选择稳定性较好的座椅，坐位时双足能平放于地面上。

（1）穿脱套头衫：穿套头衫步骤如图 6-38～图 6-42 所示。

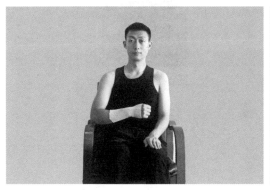

图 6-38 衣服放置于膝部

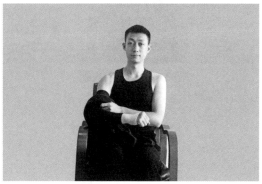

图 6-39 穿患侧衣袖

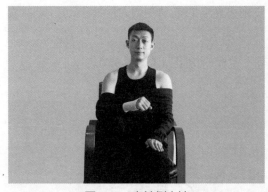

图 6-40　穿健侧衣袖

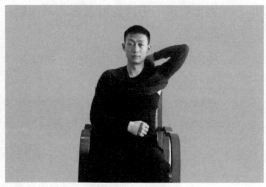

图 6-41　套领口

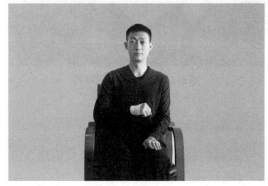

图 6-42　整理衣服

脱套头衫步骤如图 6-43 ~ 图 6-46 所示。

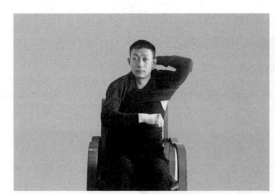

图 6-43　拉背后衣领

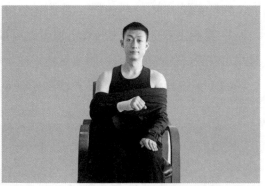

图 6-44　从头部脱出

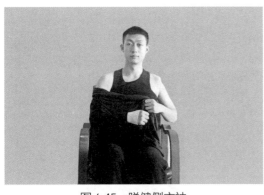

图 6-45　脱健侧衣袖

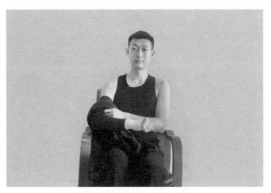

图 6-46　脱患侧衣袖

（2）穿脱开襟上衣：穿开襟上衣步骤如图 6-47～图 6-52 所示。单手扣纽扣时先对准纽扣眼，健侧手拇指撑开扣眼扣上纽扣，必要时可使用纽扣器。

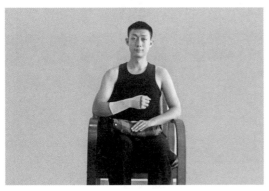

图 6-47　衣服放置于膝部

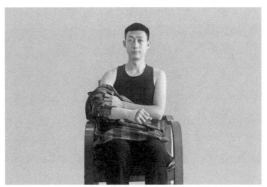

图 6-48　穿患侧衣袖

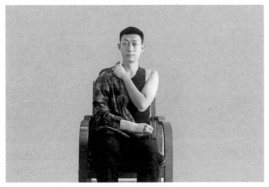

图 6-49　拉患侧衣袖

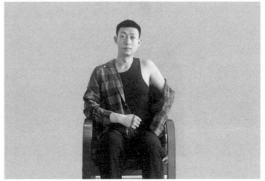

图 6-50　穿健侧衣袖

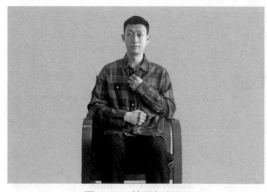

图 6-51　单手扣纽扣

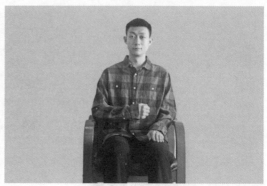

图 6-52　整理衣服

脱开襟上衣步骤如图 6-53～图 6-56 所示。

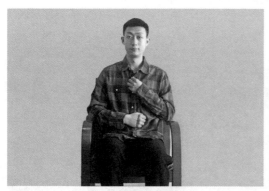

图 6-53　解开纽扣

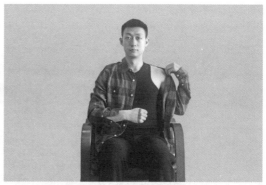

图 6-54　脱健侧衣袖至肩下

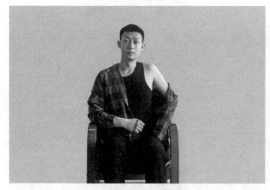

图 6-55　脱健侧衣袖

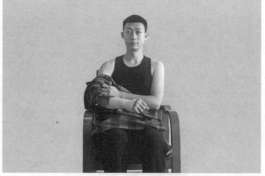

图 6-56　脱患侧衣袖

（3）注意事项：①建议选择宽松的开襟衫或套头衫，或改良衣裤，在衣服开襟处缝制魔术贴或拉链，方便穿脱（图 6-57，图 6-58）；②骨折恢复期尽可能地利用患侧上肢主动穿衣。

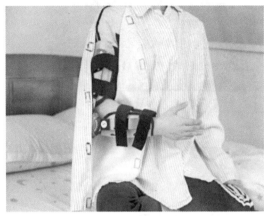

图 6-57　衣襟缝制魔术贴

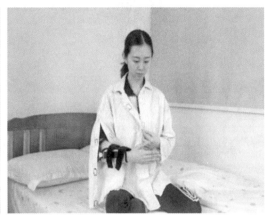

图 6-58　魔术贴固定衣服

2. 穿脱裤子

（1）单手穿脱绑带裤子：单侧上肢骨折患者须训练单手穿脱裤子。单手穿裤子步骤如图 6-59～图 6-62 所示。

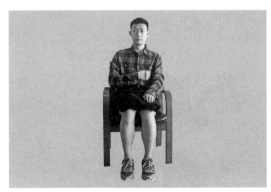

图 6-59　裤子平放于双膝上

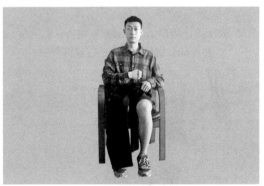

图 6-60　卷起裤腿

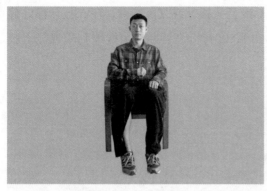

图 6-61　穿入裤腿

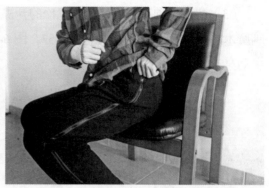

图 6-62　整理裤子

单手绑裤带步骤如图 6-63 ~ 图 6-66 所示。

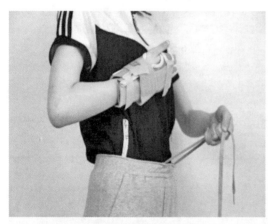

图 6-63　健侧手心向上拉紧裤带

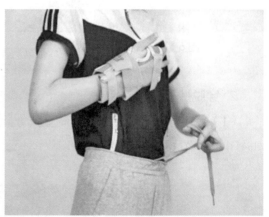

图 6-64　反手向患侧旋转一圈

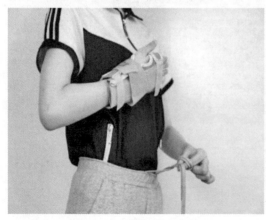

图 6-65　把裤带拉出圈外

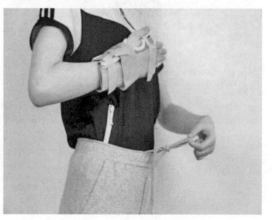

图 6-66　左右拉动调整松紧度

（2）辅助工具穿脱裤子：下肢骨折、膝关节不能屈曲或髋关节置换术后不能弯腰的骨折患者，可借助持物器穿脱裤子。穿裤子时先穿患侧，再穿健侧，步骤如图6-67～图6-71所示。

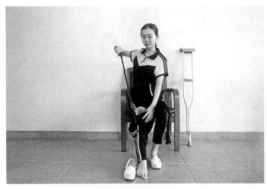

图6-67　夹患侧裤腿

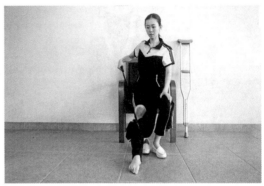

图6-68　穿患侧裤腿

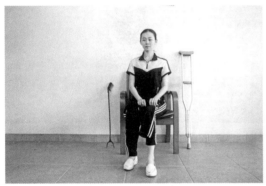

图6-69　穿健侧裤腿

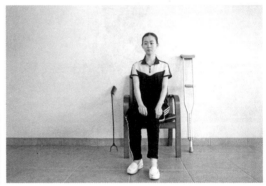

图6-70　上提裤子

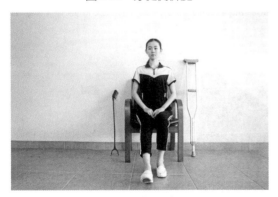

图6-71　整理裤子

脱裤子时先脱健侧，再脱患侧，步骤如图 6-72 ~ 图 6-75 所示。

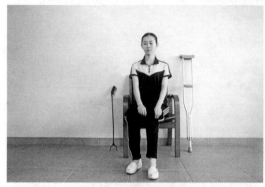

图 6-72　裤子脱至臀部

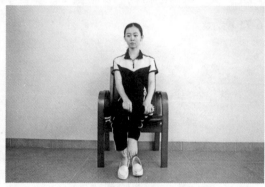

图 6-73　脱健侧裤腿

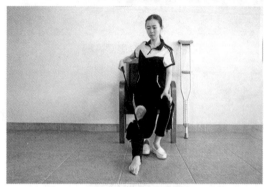

图 6-74　脱患侧裤腿

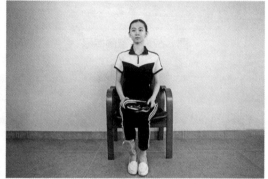

图 6-75　整理裤子

（3）注意事项：建议选择宽松裤子，下肢骨折患者可使用魔术贴改良裤子以方便操作（图 6-76，图 6-77）；髋关节置换术后患者穿脱裤子时要注意保持患肢伸直位，禁止弯腰，以免引起假体脱位。

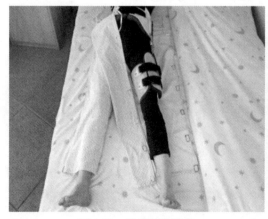

图 6-76　改良后的裤子

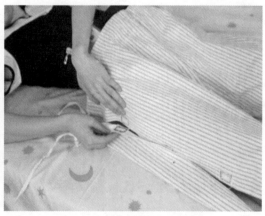

图 6-77　使用魔术贴固定裤子

3. **穿脱鞋袜** 下肢骨折、膝关节不能屈曲或髋关节置换术后不能弯腰的骨折患者，可借助辅助工具穿脱鞋袜。

（1）穿脱鞋子：使用长柄鞋拔器来辅助穿鞋，穿鞋子步骤如图 6-78 ~ 图 6-80 所示；脱鞋时先脱健侧，健侧屈膝，脱掉健侧鞋子，再用健侧足蹬掉患侧足鞋跟以脱下鞋子（图 6-81）。

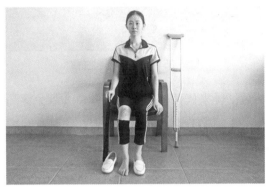

图 6-78　长柄鞋拔器放置鞋后

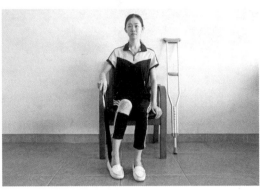

图 6-79　穿鞋

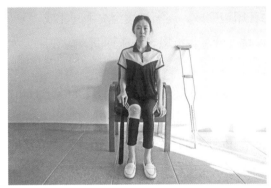

图 6-80　抽出鞋拔器

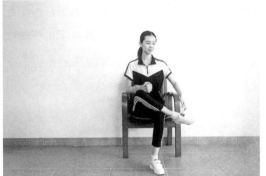

图 6-81　健侧屈膝脱鞋

（2）穿脱袜子：使用穿袜器来辅助穿袜，步骤如图 6-82 ~ 图 6-84 所示；脱袜子时可使用持物器夹住袜子脱出，或用健侧足蹬掉袜子即可（图 6-85）。

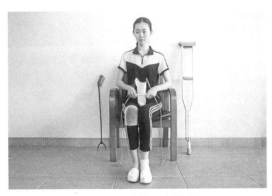

图 6-82　穿袜器套袜子

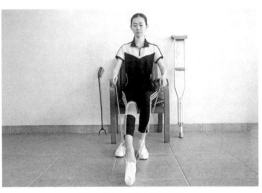

图 6-83　脚伸进袜筒

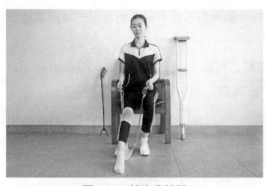

图 6-84　拉出穿袜器

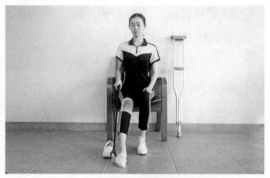

图 6-85　使用持物器脱袜

（3）注意事项：①建议用松紧鞋或魔术贴运动鞋来代替普通的系带鞋；②避免穿高帮鞋或靴子，鞋勿太重或太硬，鞋跟不能太高；③髋关节置换术后的患者穿脱鞋袜时要注意保持患肢伸直位，禁止弯腰，防止假体脱位。

五、如厕

骨折卧床者二便应在床上完成，可坐起后在床边完成，逐渐过渡至洗手间完成。

1. 在床上二便　下肢骨折早期或脊柱、骨盆骨折等骨折患者卧床期间，应在床上大小便。便盆、尿壶和纸巾等放在随手可取之处。

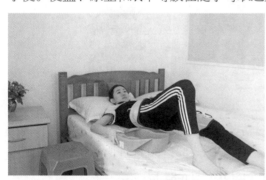

图 6-86　抬起臀部

（1）使用便盆步骤如图 6-86、图 6-87所示，骨折患者裤子褪至大腿以下，双侧肘关节和健肢同时用力使臀部抬高，便盆从健侧放入，保持臀部与患肢在同一水平线上。

如骨折者多发骨折不能自行抬臀或抬臀力量不足时，家属可在旁一手托骨折患者腰部，一手从健侧置入便盆（图 6-88）。

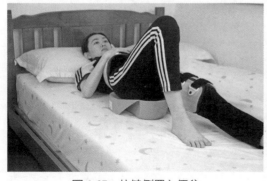

图 6-87　从健侧置入便盆

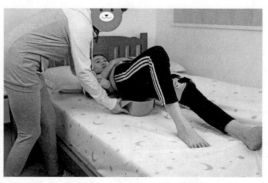

图 6-88　家属协助放置便盆

骨折患者便后使用纸巾擦拭，或由家属协助，取出便盆方法同前，整理裤子，由家属协助处理便盆。

（2）使用尿壶时，只需要打开双腿放置尿壶即可。女性使用开口较大的女用尿壶（图6-89），男性使用男用尿壶（图6-90）。

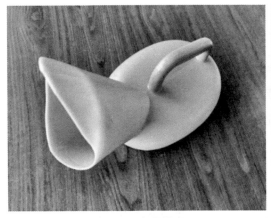
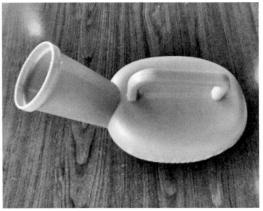

图6-89　女用尿壶　　　　　　　　　　　　　图6-90　男用尿壶

2. 床边二便　骨折患者康复中期医生允许床边活动时，可于床边放置坐便凳如厕。转移方法同床椅转移方法，纸巾放在方便取用的地方（图6-91）。便后由家属协助处理坐便凳。

3. 洗手间如厕　骨折患者后期可下地行走时应到洗手间解决二便。洗手间环境应整洁，纸巾放置于方便取用处。骨折患者不能下蹲或下肢力量较弱时应使用坐便器，坐便器高度应高于膝关节，高度不够时可使用多功能坐便椅调节高度，脚下垫防滑垫。骨折患者如厕时，先背向坐便器，双手扶住两边扶手，再将患肢向前一步伸直，双手和健肢用力慢慢坐于坐便椅上（图6-92）。

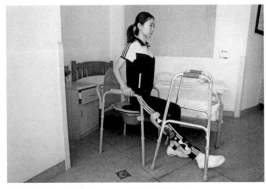
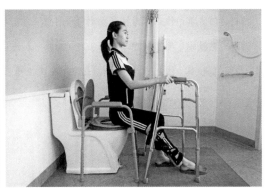

图6-91　床边坐位如厕　　　　　　　　　　　图6-92　洗手间如厕

4. 注意事项

（1）根据病情选择合适的如厕方法。

（2）下床如厕过程中要注意防跌倒，必要时由家属协助完成；厕所要有扶手和防滑装置，避免滑倒。

（3）髋关节置换术后骨折患者如厕过程中要避免屈髋小于90°，以免引起假体脱位。

六、床椅转移

当下肢骨折患者患肢不能负重或腰椎骨折患者禁止下床活动但可以床边坐位时（具体病情请咨询医生），可通过床椅转移，使用轮椅来改变其位置，从而完成日常生活中的更多基本活动。（床椅转移方法详见第九章）

七、平地行走

下肢骨折患者愈合期或髋关节置换术后骨折患者应根据医生指导下床活动，并借助辅助工具训练平地行走，常用的有手杖、拐杖、助行架等。（拐杖及助行架辅助平地行走方法详见第九章）

八、上下楼梯

当下肢骨折患者步行能力和平衡能力恢复后，可进行上下楼梯训练。上下楼梯训练时遵循"好上坏下"原则，即上楼梯时健肢先上，下楼梯时患肢先下。早期应借助楼梯扶手或辅助工具（如手杖或拐杖等）协助上下楼梯。（拐杖辅助上下楼梯方法详见第九章）

参考文献

[1] 何成其.作业治疗技能操作手册[M].北京：人民卫生出版社，2017.

[2] 燕铁斌.康复护理学[M].3版.北京：人民卫生出版社，2002:76-80.

[3] 窦祖林.作业治疗学[M].北京：人民卫生出版社，2008:47-274.

丁云霞、谭杏贤

第七章

中医膳食调理

中医药膳食疗源远流长、博大精深,《黄帝内经》载有:"凡欲诊病,必问饮食居处""药以祛之,食以随之"。古人云:"药疗不如食疗""药补不如食补"。骨折患者正确选择食物,有助于促进骨折康复和预防并发症。

一、骨折分期

1. **骨折早期** 受伤后前 2 周。

2. **骨折中期** 受伤后 3 ~ 4 周。

3. **骨折后期** 受伤 4 周后。

二、骨折三期常见证候分型

1. **早期常见证型** 血瘀气滞证、气血两虚证、邪毒蕴结证。

2. **骨折中期常见证型** 营血不调证。

3. **骨折后期常见证型** 肝肾亏虚证。

三、骨折三期中医辨证施膳

骨折三期中医辨证施膳特色为整体调理、辨证施膳。

(一)骨折早期中医辨证施膳

1. **血瘀气滞证辨证施膳** 多见于闭合骨折或骨折早期,患者由于经脉受伤、血溢脉外,致气血受损、血瘀气滞。症见伤处局部疼痛、肿胀、活动受限,舌质淡红,苔薄白,脉弦紧。

膳食原则:行气活血,消肿止痛。

活血化瘀常用食材:三七、黑木耳、丹参等。

膳食 1 方:三七陈皮瘦肉汤(图 7-1)。

组成:三七 10 克,陈皮 5 克,瘦肉 150 克。武火煮沸,文火慢炖 2 小时。

功效:活血化瘀,行气止痛。

膳食 2 方:黑木耳小麦粥(图 7-2)。

组成:小麦 50 克,黑木耳 10 克,瘦肉 150 克,粳米 50 克。武火煲沸,文火慢煲 1 小时。

功效:活血化瘀,健脾行气。

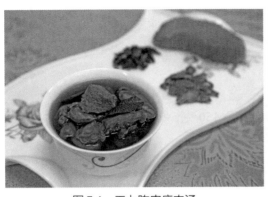

图 7-1　三七陈皮瘦肉汤

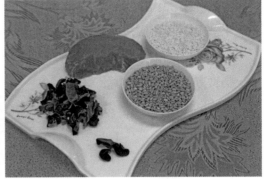

图 7-2　黑木耳小麦粥

2. **气血两虚证辨证施膳**　开放性骨折患者伴有大量出血，多属气血两虚证。骨折患者症见伤口出血较多，伤处活动受限、肿胀、疼痛，兼见面色萎黄或苍白无华、神疲、懒言、眩晕，舌淡白，苔白，脉弦、细、弱。

膳食原则：补气养血。

补气常用食材：太子参、云苓、白术。

活血养血常用食材：丹参。

膳食方：二参汤（图 7-3）。

组成：太子参 15 克，丹参 20 克，陈皮 5 克，瘦肉 250 克。武火煮沸，文火慢炖 2 小时。

功效：活血化瘀、补气养血。

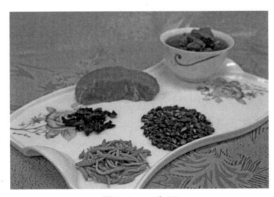

图 7-3　二参汤

另外可进食富营养易消化之品，如猪肝瘦肉汤、鱼汤、西红柿瘦肉汤；还可进食富含维生素的水果，如葡萄、苹果等。

3. **邪毒蕴结证辨证施膳**　开放性骨折合并伤口愈合不良、感染，多属邪毒蕴结证。

症见伤处肿胀、疼痛，活动受限；伤口有较多分泌物渗出，质稠、味臭、色黄。

膳食原则：解毒祛湿。

解毒祛湿食材：土茯苓、赤小豆、薏苡仁、蒲公英。

膳食方：土茯苓解毒汤（图7-4）。

组成：葛根150克，赤小豆50克，新鲜土茯苓150克，排骨500克。武火煲沸，文火慢煲1.5小时。

功效：清热解毒。

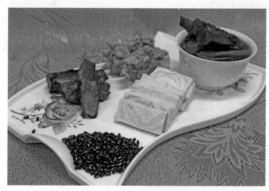

图7-4　土茯苓解毒汤

（二）骨折中期中医辨证施膳

营血不调证　骨折中期，骨折患者的骨折断端基本复位稳定，骨痂逐步形成，但仍有部分瘀血未完全消散。伤处活动受限、乏力，遗留少许肿胀和疼痛；舌暗红，苔薄白，脉缓。

膳食原则：健脾益气养血，接骨续筋，和营止痛。

常用食材：猪尾、猪脚筋、猪腰、猪蹄、鸡爪、栗子、核桃、莲子、枸杞子、桂圆肉、山药、鱼鳔、续断、丹参、赤小豆等。

膳食1方：猪蹄薏苡仁汤（图7-5）。

组成：薏苡仁50克，赤小豆50克，陈皮5克，猪蹄2只。武火煲沸，文火慢煲1.5小时。

功效：舒筋，活络，化湿。

膳食2方：益气生肌汤（图7-6）。

组成：太子参10克，云苓15克，甘草5克，丹参20克，牛膝20克，猪肚1个（或排骨500克）。武火煲沸，文火慢煲1.5小时。

功效：健脾益气生肌，养血活血，和营止痛。

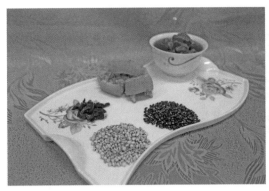 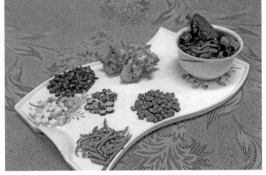

图 7-5　猪蹄薏苡仁汤　　　　　　　　　图 7-6　益气生肌汤

伤口肉芽组织生长缓慢、水肿或骨折合并开放伤口、骨折术后并发伤口感染等情况亦适用以上膳食。

（三）骨折后期中医辨证施膳

肝肾亏虚证　骨折后期，骨折患者的骨折断端骨痂生长较多，功能初步恢复，但筋骨尚未强壮坚实，常伴有腰膝酸软、失眠多梦。

膳食原则：补益肝肾，调养气血，强筋壮骨。

常用食材：核桃、栗子、黑豆、黑米、熟地黄、芡实、枸杞子、骨碎补、巴戟天、黄精、杜仲、牛大力、锁阳、续断、牛膝、山萸肉、冬虫夏草、花胶、猪尾、猪腰、猪脚、鸡爪、鹿筋等。

膳食 1 方：骨碎补黄精鸡汤（图 7-7）。

组成：骨碎补 30 克，黄精 30 克，桂圆肉 30 克，鸡 1 只。武火煮沸，文火慢炖 2 小时。

功效：补益肝肾，调养气血，强筋壮骨。

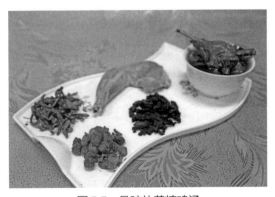

图 7-7　骨碎补黄精鸡汤

膳食 2 方：黑豆猪尾汤（图 7-8）。

组成：黑豆（炒）100 克，桂圆肉 50 克，陈皮 5 克，猪尾 1 条。武火煲沸，文火慢煲 1.5 小时。

功效：补益肝肾，强筋壮骨。

膳食 3 方：黑米枸杞子核桃桂圆肉饭 / 粥（图 7-9）。

组成：黑米 50 克、枸杞子 10 克、核桃 20 克、桂圆肉 30 克。武火煲沸，文火慢煲至饭熟（粥：武火煲沸，文火慢煲 1 小时）。

功效：补益肝肾，调养气血。

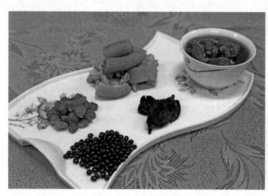
图 7-8 黑豆猪尾汤

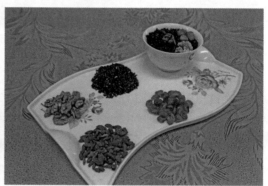
图 7-9 黑米枸杞子核桃桂圆肉饭 / 粥

四、饮食宜忌

1. **补益食物的选择** 骨折术后或开放性骨折患者饮食适宜平补，不宜温补。可选用如瘦肉、排骨等性平之品，不适宜选用红参、北黄芪、大枣、鸡肉、牛肉、羊肉等温补的食材煲汤。

2. **特殊人群饮食选择** 孕妇、月经量过多者禁用活血化瘀膳食方，有凝血功能障碍或服用抗凝药物者慎用。食欲减退者可添加健脾开胃之品，如陈皮、砂仁等，情志忧郁者添加疏肝理气之品，如佛手、玫瑰花。

严素敏、钟佩珍

第八章

中医保健功

一、五禽戏

五禽戏是东汉末年著名医学家华佗根据中医原理，模仿虎、鹿、熊、猿、鸟5种动物的动作和神态创编的一套导引功法。本功法可有效舒展全身韧带及肌群，改善各关节功能，提高人体平衡能力，促进疾病康复。配合音乐疗法，更能使身心舒展放松，达到活血益气、疏通经络、平调阴阳的效果。

手机扫描二维码，跟视频学练五禽戏

（一）五禽戏动作分解

五禽戏分为虎戏、鹿戏、熊戏、猿戏、鸟戏。每种戏分两个动作，分别为：虎举、虎扑，鹿抵、鹿奔，熊运、熊晃，猿提、猿摘，鸟伸、鸟飞。

1. **虎举** 掌心朝下，十指张开、弯曲，由小指起依次屈指握拳，向上提起至平胸时拳慢慢松开，上举撑掌，再屈指握拳下拉至胸前，再变掌下按（图8-1～图8-4）。

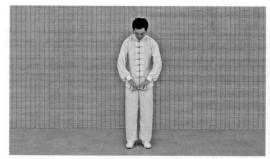

图8-1　虎举1

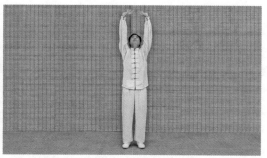

图8-2　虎举2

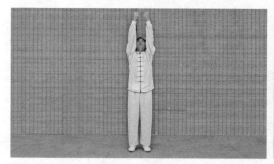

图8-3　虎举3

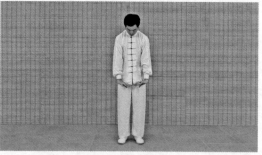

图8-4　虎举4

2. **虎扑** ①左势：双手经体侧上提握空拳前伸，上体前俯手变虎爪，再呈虎爪下按至膝部两侧经体侧上提下扑；双手前伸时上体前俯，下按上提时膝部向前顶，再髋部前送、身体后仰，充分伸展脊柱。做第二遍下扑动作时左脚前伸，形成左势，上提时左脚收回。虎扑要注意手形的变化，上提时握空拳，下按时呈虎爪；上提时再变换空拳，下扑时又呈虎爪；速度由慢到快，劲力由柔转刚。②右势：右势时换右脚前伸，其余动作与左势相同（图8-5～图8-8）。

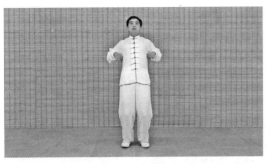

图 8-5　虎扑 1

图 8-6　虎扑 2

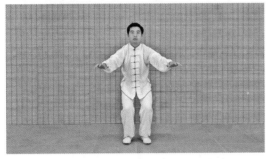

图 8-7　虎扑 3

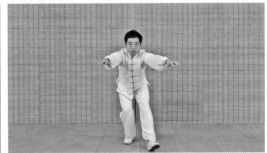

图 8-8　虎扑 4

3. 鹿抵　握空拳，双臂向右侧摆起，与肩等高时双掌张开变成鹿角，随身体左转，双手向左后方伸出。双腿微屈，重心右移，左脚提起向左前方着地，屈膝，再蹬直右腿，收回（图 8-9 ～图 8-12）。

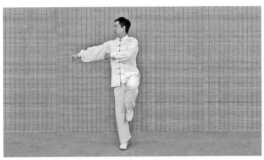

图 8-9　鹿抵 1

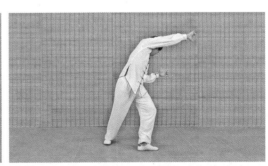

图 8-10　鹿抵 2

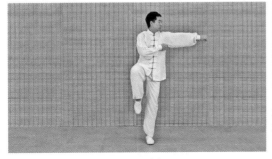

图 8-11　鹿抵 3

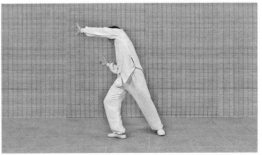

图 8-12　鹿抵 4

4. 鹿奔　左脚向前迈步，双手握空拳，双臂前伸屈腕，重心前移成弓步。重心后坐，低下头，弓起背，将腹部收回。同时，双臂旋转，双掌向前方伸出，双掌的掌背要相互对立，相应地，将拳变成鹿角的形状（图 8-13 ~ 图 8-16）。

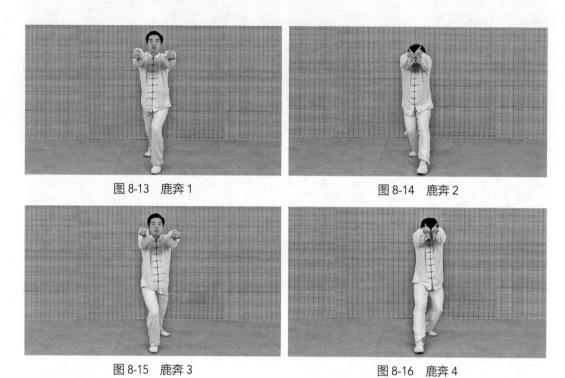

图 8-13　鹿奔 1　　　　　　　　　　图 8-14　鹿奔 2

图 8-15　鹿奔 3　　　　　　　　　　图 8-16　鹿奔 4

5. 熊运　双手呈熊掌置于下腹，上体前俯，随身体顺时针画弧，右、上、左、下，再逆时针画弧，开始练习时要体会腰腹部的压紧与放松（图 8-17 ~ 图 8-20）。

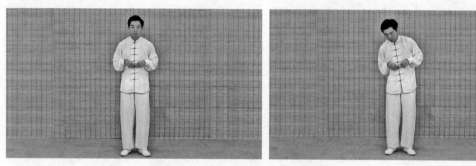

图 8-17　熊运 1　　　　　　　　　　图 8-18　熊运 2

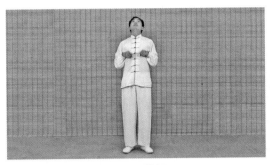

图 8-19　熊运 3

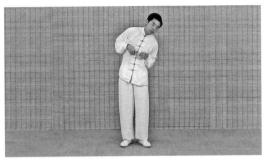

图 8-20　熊运 4

6. 熊晃

左势：提左髋，屈左腿，右臂内旋前靠，右拳摆至左前上方，右拳摆至体后，拳心朝后。身体自然下压落步（膝、踝、肩关节放松，整个脚掌着地），后坐，前靠。

右势：提右髋，屈右腿，落步，后坐，前靠，左臂内旋前靠，左拳摆至右前上方，左拳摆至体后，拳心朝后。上下肢动作要配合协调（图 8-21～图 8-26）。

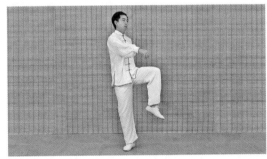

图 8-21　熊晃 1

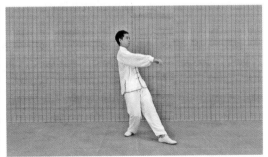

图 8-22　熊晃 2

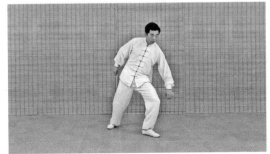

图 8-23　熊晃 3

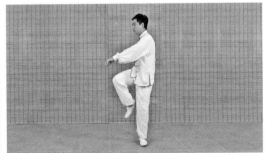

图 8-24　熊晃 4

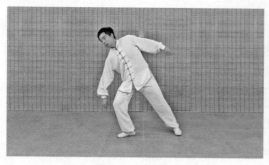

图 8-25　熊晃 5

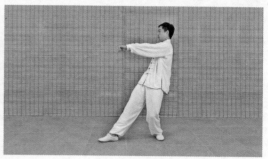

图 8-26　熊晃 6

7.　**猿提**　双手置于体前，十指撑开快速捏拢成勾手，肩上耸，缩脖，手上提，双臂内夹，以膻中穴为中心含胸收腹提肛，足跟提起，头向左转，头转回，肩放松，足跟着地，双手变掌下按至腹前（图 8-27 ~ 图 8-30）。

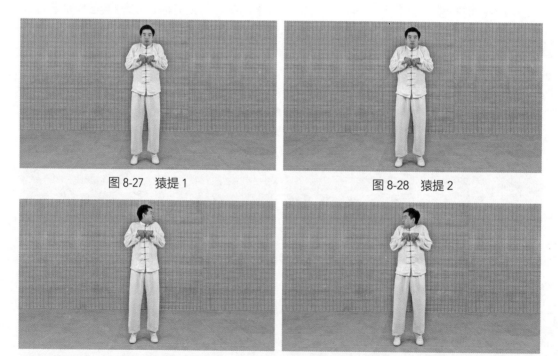

图 8-27　猿提 1

图 8-28　猿提 2

图 8-29　猿提 3

图 8-30　猿提 4

8.　**猿摘**　左势：退左步，右手向右前方摆右掌画弧；收右脚变虚丁步，下蹲；右手下按，上右步左手摘果，双手变勾，左手握拳收回，变掌捧桃右手下托；右脚再收回变虚丁步（图 8-31 ~ 图 8-34）。

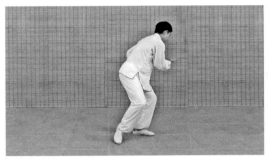

图 8-31　猿摘 1

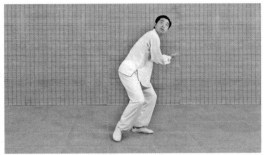

图 8-32　猿摘 2

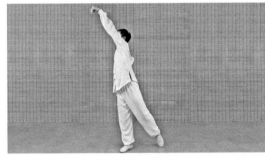

图 8-33　猿摘 3

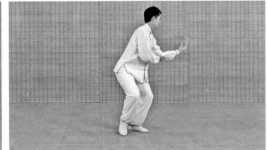

图 8-34　猿摘 4

9. 鸟伸　左势：双手左上右下腹前相叠，双膝稍弯曲；上举时耸肩缩颈，双腿直立，挺胸塌腰，双手上举至头前上方，手部水平，身体稍前倾；下按时身体放松，双手下按至腹前，双膝稍弯曲；手形变鸟翅，重心右移后再后伸左腿呈人字形分开，展开上肢，双膝伸直，保持身体稳定；换做右势（图 8-35～图 8-38）。

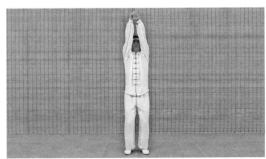

图 8-35　鸟伸 1

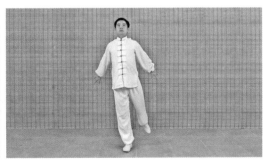

图 8-36　鸟伸 2

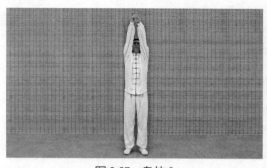

图 8-37　鸟伸 3

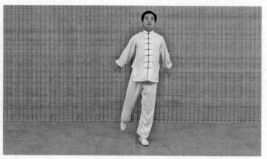

图 8-38　鸟伸 4

10. 鸟飞　双手在腹部相合，沉肩、起肘、提腕，侧平举，手腕比肩略高，手背相对，提左腿独立；双手下落时先松肩再沉肘按掌，臂腿下落。换做右势，右腿提起时，支撑腿伸直，下落时，支撑腿逐渐弯曲，脚尖点地再提膝（图 8-39 ～图 8-42）。

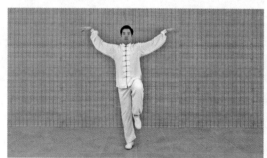

图 8-39　鸟飞 1

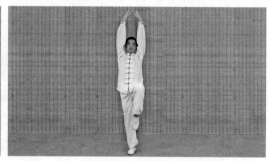

图 8-40　鸟飞 2

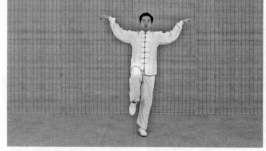

图 8-41　鸟飞 3

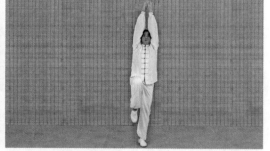

图 8-42　鸟飞 4

（二）五禽戏的锻炼作用

五禽戏对上肢关节韧带有明显的牵拉、旋转作用，上肢骨折分为肩部骨折、肘部骨折、腕部骨折，可根据骨折的部位选取不同的招式进行针对性的锻炼。练习时可做单一的动作，也可选做多个动作或整套动作。锻炼应在骨折愈合稳定后开始，并遵循循序渐进的原则。

1. 肩部功能障碍者练习动作及作用　可选取鹿抵、熊晃、鸟飞、虎举、猿摘5个招式。每个招式的频次为3～4次/天，5～10分/次。

鹿抵：明目聪耳，舒筋活络。锻炼肩关节旋前，肘关节伸直、屈曲。

熊晃：疏肝理气，健脾和胃。锻炼肩关节前屈、后伸。

鸟飞：疏通肺经气血，增强肺功能。锻炼肩关节外展。

虎举：醒脑提神，强壮筋骨。锻炼肩关节前屈、外旋。

猿摘：使心经血脉通畅，可提高心肺功能及机体反应能力。锻炼肩关节上举、后伸、旋前。

2. 肘部功能障碍者练习动作及作用　可选取虎扑、鸟飞、猿提、鹿抵、鹿奔5个招式。每个招式的频次为3次/天，5～10分/次。

虎扑：醒脑提神，强壮筋骨。锻炼肘关节伸直。

鸟飞：疏通肺经气血，增强肺功能。锻炼肘关节伸直。

猿提：使心经血脉通畅，可提高心肺功能及机体反应能力。锻炼肘关节屈曲。

鹿抵：明目聪耳，舒筋活络。锻炼肘关节屈伸。

鹿奔：活动腰胯，增强肾功能。锻炼肘关节屈伸。

3. 腕部功能障碍者练习动作及作用　可选取猿提、猿摘、虎举、鸟伸4个招式。每个招式的频次为3～4次/天，5～10分/次。

猿提：使心经血脉通畅，可提高心肺功能及机体反应能力。锻炼腕关节屈曲。

猿摘：使心经血脉通畅，可提高心肺功能及机体反应能力。锻炼腕关节屈曲。

虎举：醒脑提神，强壮筋骨。锻炼腕关节背伸。

鸟伸：疏通肺经气血，增强肺功能。锻炼腕关节背伸。

二、立式八段锦

八段锦是一套独立而完整的健身功法，动作优美，美如华锦，共有八段动作，称为八段锦。前四段具有治病作用，后四段具有强身作用。常练习八段锦能改善血液循环，调节全身系统功能，提高骨折后恢复期上下肢力量、平衡能力及关节灵活性，促进康复。

（一）立式八段锦动作分解

1. 第一段两手托天理三焦　双脚平行开立，与肩同宽。双臂徐徐自左右身侧向上高举过头，十指交叉，翻转掌心极力向上托起，使双臂充分伸展，不可紧张，恰似伸懒腰状。同时缓缓抬头上观，要有擎天柱地的神态，此时缓缓吸气。翻转掌心朝下，在身前落至胸高时，翻转掌心再朝上，微低头，眼随手运。同时配以缓缓呼气。如此双掌上托下落，练习 4 ~ 8 次（图 8-43，图 8-44）。

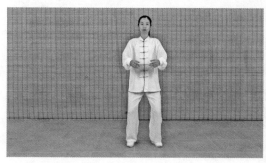 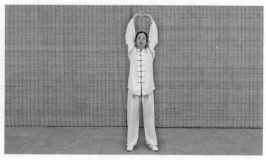

图 8-43　第一段 1　　　　　　　　　　图 8-44　第一段 2

2. 第二段左右开弓似射雕　双脚平行开立，略宽于肩，成马步站式。上体正直，双臂平屈于胸前，右臂在上，左臂在下。手握拳，示指与拇指呈圆形撑开，左手缓缓向左平推，左臂伸直，同时右臂屈肘向右拉回，右拳停于右肋前，拳心朝上，如拉弓状，眼看左手。此为左式，右式反之。如此左右各开弓 4 ~ 8 次（图 8-45 ~ 图 8-48）。

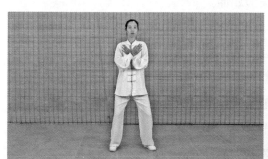 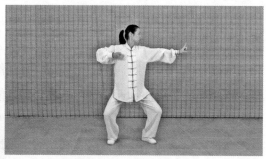

图 8-45　第二段 1　　　　　　　　　　图 8-46　第二段 2

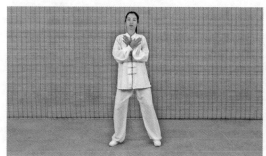 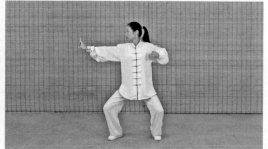

图 8-47　第二段 3　　　　　　　　　　图 8-48　第二段 4

3. **第三段调理脾胃臂单举** 左手自身前成竖掌向上高举，继而翻掌上撑，指尖向右，同时右掌心向下按，指尖朝前。左手俯掌在身前下落，同时引气血下行，全身随之放松，恢复自然站立。如此左右手交替上举各 4 ～ 8 次（图 8-49 ～ 图 8-52）。

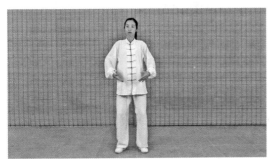

图 8-49　第三段 1

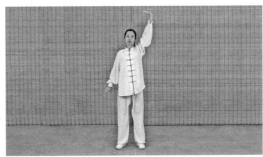

图 8-50　第三段 2

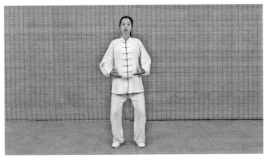

图 8-51　第三段 3

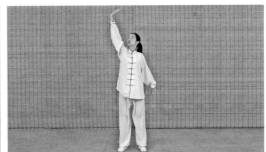

图 8-52　第三段 4

4. **第四段五劳七伤往后瞧** 双脚平行开立，与肩同宽。双臂自然下垂或叉腰。头颈带动脊柱缓缓向左转，眼看后方，同时配合吸气。头颈带动脊柱徐徐向右转，恢复前平视。同时配合呼气，全身放松（图 8-53 ～ 图 8-56）。

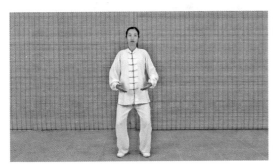

图 8-53　第四段 1

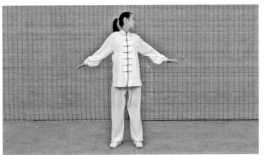

图 8-54　第四段 2

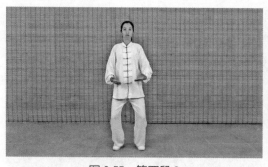

图 8-55　第四段 3

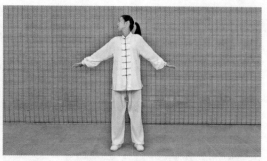

图 8-56　第四段 4

5. 第五段摇头摆尾去心火　马步站立，双手叉腰，缓缓呼气后拧腰向左，屈身下俯，将余气缓缓呼出。动作不停，头自左下方经体前至右下方，像小勺舀水似的引颈前伸，自右侧慢慢将头抬起，同时配以吸气；拧腰向左，身体恢复马步桩，缓缓深长呼气。同时全身放松，呼气末尾，双手同时做节律性叉腰动作数次，右式同法（图 8-57 ~ 图 8-60）。

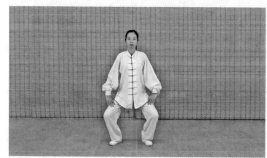

图 8-57　第五段 1

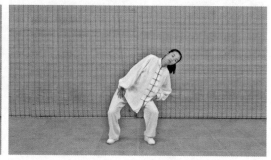

图 8-58　第五段 2

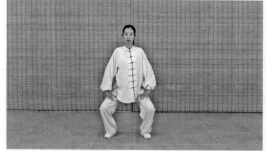

图 8-59　第五段 3

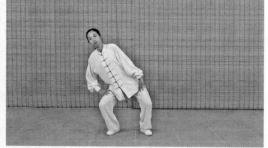

图 8-60　第五段 4

6. 第六段两手攀足固肾腰　双脚平行开立，与肩同宽，双掌分按，两掌经腋下反穿至后腰，上体缓缓前倾，双膝保持挺直，同时双掌沿着脊背到臀部再向下按摩至足跟。沿脚外侧按摩至脚内侧，上体展直，同时双手沿两大腿内侧按摩至脐两旁。如此反复俯仰 4 ~ 8 次（图 8-61 ~ 图 8-64）。

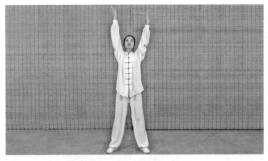

图 8-61　第六段 1

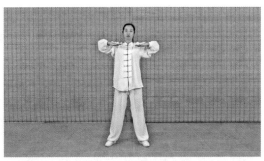

图 8-62　第六段 2

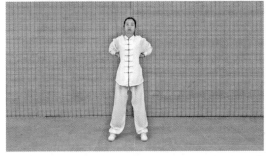

图 8-63　第六段 3

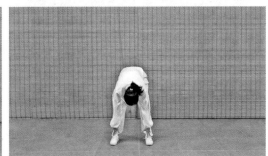

图 8-64　第六段 4

7. 第七段攒拳怒目增气力　双脚开立，成马步桩，双手握拳分置腰间，拳心朝上，双眼睁大。左拳向前方缓缓击出，成立拳或俯拳皆可。击拳时宜微微拧腰向右，左肩随之前顺展拳变掌臂外旋握拳抓回，呈仰拳置于腰间（图 8-65 ~ 图 8-68）。

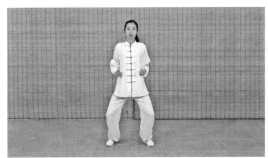

图 8-65　第七段 1

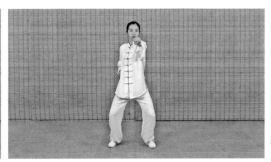

图 8-66　第七段 2

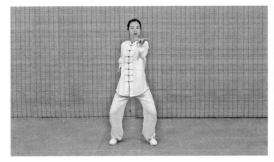

图 8-67　第七段 3

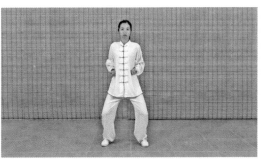

图 8-68　第七段 4

8. 第八段背后七颠百病消　双脚相并，足跟提起，配合吸气；足跟随之下落，并配合呼气，全身放松。如此起落 4～8 次（图 8-69，图 8-70）。

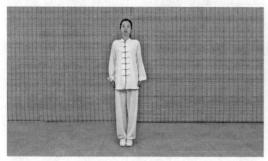

图 8-69　第八段 1

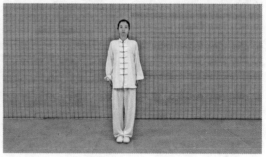

图 8-70　第八段 2

（二）八段锦的锻炼作用

八段锦适用于骨折后期下肢可负重行走，且站位平衡二级（需要物体支持，能维持平衡姿势）以上者，借以强身健体、防病治病，提高生活质量。不同部位的骨折可选取不同的招式进行针对性锻炼。练习时可做单一的动作，也可选做多个动作或整套动作。锻炼应在骨折愈合稳定后开始，并遵循循序渐进的原则。

1. 上肢骨折患者练习动作及作用　可选取第一段两手托天理三焦及第二段左右开弓似射雕练习，既能增加双上肢力量，还能改善颈椎的生理曲度；手外伤者可选取第七段攒拳怒目增气力练习，能改善手指关节的灵活性，增强手部肌力；第三段调理脾胃臂单举可锻炼腕关节的背伸，使患者食欲增加，呼吸均匀。

2. 下肢骨折患者练习动作及作用　可选取第八段背后七颠百病消，可拉伸下肢的韧带，增加下肢肌力。第二段左右开弓似射雕可锻炼髋关节周围的肌肉及髋关节、膝关节的活动度。

3. 躯干骨折患者练习动作及作用　骨折后期患者腰部活动不受限时，可选取第六段两手攀足固肾腰练习，以促进骨痂生长、强壮骨骼。

三、坐式八段锦

坐式八段锦是在传统立式八段锦的基础上，结合现代医学理念和人体运动学理论创编的健身功法。本功法安全可靠、简单易学，既可增强腰背肌、腹肌的肌力，维持腰椎稳定性，又可增加上肢关节的灵活度，提高患者的运动能力，促进疾病的康复。

手机扫描二维码，跟视频学练坐式八段锦

（一）坐式八段锦分解动作

1. 第一段集神静坐叩齿响　盘膝而坐，抬头、挺胸，双目平视，双手轻握置于小腹前的大腿根部，静坐并叩齿 3～5 分钟（图 8-71，图 8-72）。

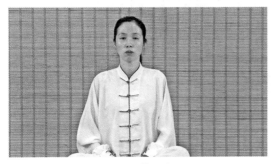
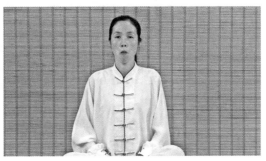

图 8-71　第一段 1　　　　　　　　　图 8-72　第一段 2

2. 第二段慢转脖颈摇天柱　头略低，将头一左一右地缓慢摆动 20 次左右（图 8-73～图 8-75）。

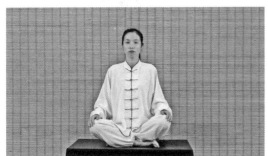
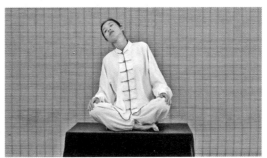

图 8-73　第二段 1　　　　　　　　　图 8-74　第二段 2

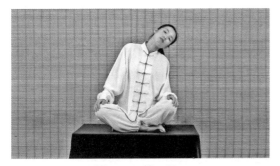

图 8-75　第二段 3

3. 第三段搅舌漱津分三咽　舌在口中上下左右搅动，将口中津液鼓漱 36 次，分 3 次咽下（图 8-76，图 8-77）。

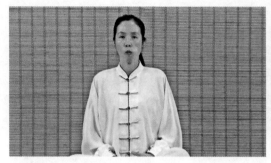
图 8-76　第三段 1

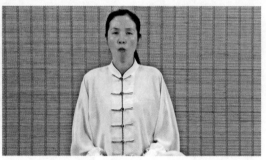
图 8-77　第三段 2

4. 第四段闭气搓手摩肾俞　深吸一口气闭住，摩擦双手至发热后迅速摩擦后腰部，并呼气，连续做 24 次（图 8-78，图 8-79）。

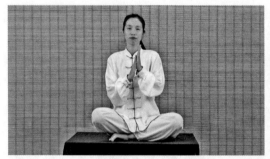
图 8-78　第四段 1

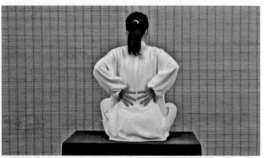
图 8-79　第四段 2

5. 第五段单关辘轳三十六　左手置于下腹部，右手像摇轱辘般自后向前做环转运动 36 次，再换右手依法做 36 次（图 8-80，图 8-81）。

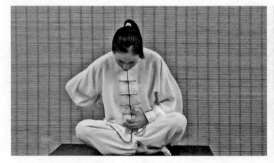
图 8-80　第五段 1

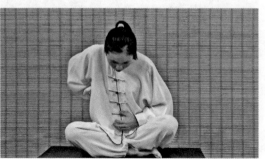
图 8-81　第五段 2

6. 第六段双关辘轳脚平伸　双手叉于后腰肾间，左右肩同时随手旋转 36 次，休息片刻后双腿向前伸直（图 8-82，图 8-83）。

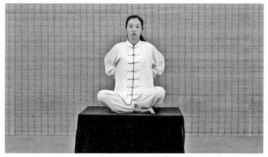

图 8-82　第六段 1

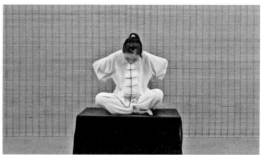

图 8-83　第六段 2

7. 第七段盘腿托天顶上举　盘腿，双手手指交叉反掌向上至头顶，用力上托，要如重石在手，腰身俱着力上耸；手托上后放下，循环 9 次（图 8-84，图 8-85）。

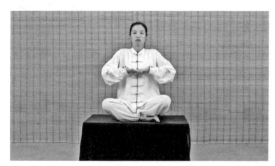

图 8-84　第七段 1

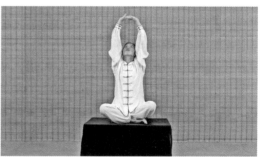

图 8-85　第七段 2

8. 第八段倾身缓扳双足伸　双腿伸直，足尖回钩，身前倾，头低如礼拜状，尽量伸直双手扳足底，循环 12 次后盘腿，收手握固（图 8-86，图 8-87）。

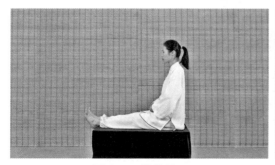

图 8-86　第八段 1

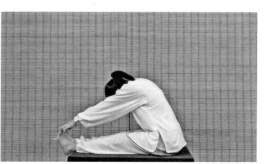

图 8-87　第八段 2

（二）坐式八段锦的锻炼作用

坐式八段锦特别适合于老年骨折患者、下肢骨折暂不能负重下地行走的患者、截瘫患者、腰部劳损患者、膝关节退行性变性患者。

1. **截瘫患者练习作用** 可增加上肢关节和腰椎灵活度，提高腰背肌和腹肌肌力，维持腰椎稳定性，提高平衡能力。

2. **老年及下肢骨折不能负重行走者练习作用** 可改善心肺功能，提高肢体运动能力。

3. **膝关节退行性变性者练习作用** 在膝关节未承受重力的情况下进行锻炼，可减轻关节疼痛，改善关节功能。

四、太极拳

太极拳是结合易学、中医经络学、导引术和吐纳术而形成的一种内外兼修、柔和、缓慢、轻灵、刚柔相济的汉族传统拳术。本功法既能改善骨折后期腕、踝、膝等关节的活动度，防止其僵硬，也能锻炼机体平衡能力，增强四肢肌力，起到强筋健骨的作用。

手机扫描二维码，跟视频学太极拳

（一）24式太极拳动作分解

1. **起势** 双脚开立，双臂前举，屈膝按掌（图8-88，图8-89）。

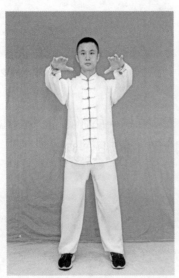 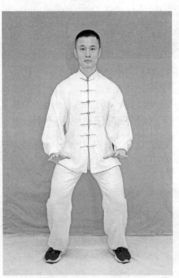

图8-88 起势　　　　　　　　图8-89 屈膝按掌

2. **野马分鬃**　收脚，双手抱球，左转出步，弓步分手；后坐撇脚，跟步抱球，右转出步，弓步分手；后坐撇脚，跟步抱球，左转出步，弓步分手（图8-90，图8-91）。

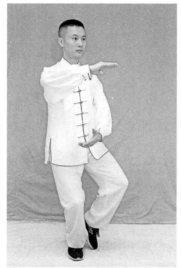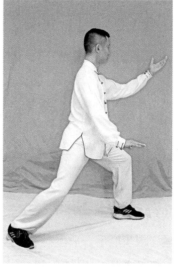

图8-90　收脚抱球　　　　　　　　图8-91　弓步分手

3. **白鹤亮翅**　跟半步，双手胸前抱球，后坐举臂，虚步分手（图8-92，图8-93）。

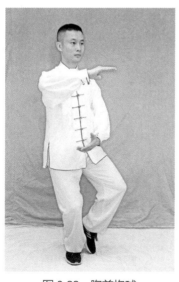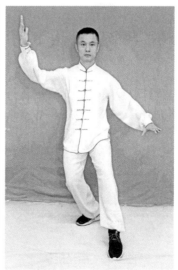

图8-92　胸前抱球　　　　　　　　图8-93　虚步分手

4. **搂膝拗步**　左转落手，右转收脚举臂，出步屈肘，弓步搂推；后坐撇脚，跟步举臂，出步屈肘，弓步搂推；后坐撇脚，跟步举臂，出步屈肘，弓步搂推（图8-94，图8-95）。

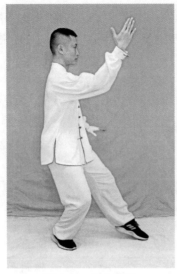 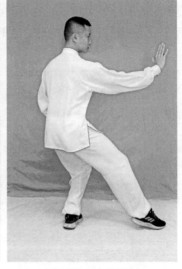

图 8-94　弓步搂推　　　　　　　图 8-95　出步屈肘

5. **手挥琵琶**　跟步展手，后坐挑掌，虚步合臂（图 8-96）。

6. **倒卷肱**　双手展开，提膝屈肘，撤步错手，后坐推掌，右转收脚抱球，左转出步，弓步掤臂（图 8-97）。

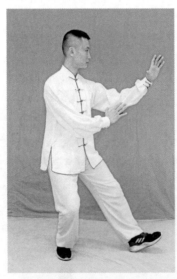 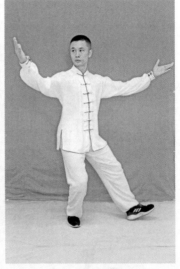

图 8-96　后坐挑掌　　　　　　　图 8-97　撤步错手

7. **左揽雀尾**　左转随臂展掌，后坐右转下将，左转出步搭腕，弓步前挤，后坐分手屈肘收掌，弓步按掌，后坐扣脚，右转分手，回体收脚抱球（图 8-98，图 8-99）。

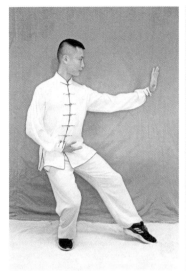 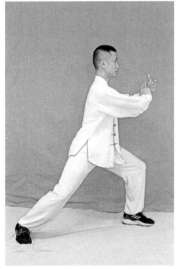

图 8-98　后坐分手　　　　　　图 8-99　弓步前挤

8. **右揽雀尾**　右转出步，弓步棚臂，右转随臂展掌，后坐左转下捋，右转出步搭手，弓步前挤，后坐分手屈肘收掌，弓步推掌（图 8-100，图 8-101）。

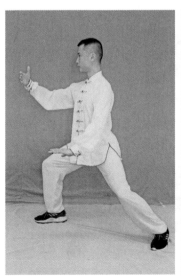 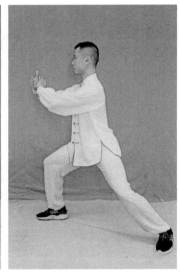

图 8-100　弓步棚臂　　　　　　图 8-101　弓步前挤

9. **单鞭**　左转扣脚，右转收脚展臂，出步勾手，弓步推举，右转落手（图 8-102，图 8-103）。

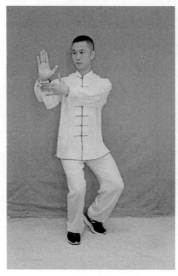 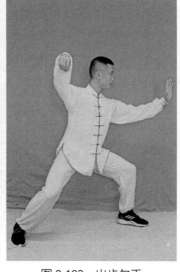

图 8-102　收脚展臂　　　　　　图 8-103　出步勾手

10. 云手　左转云手，并步按掌，右转云手，出步按掌（图 8-104）。

11. 单鞭　斜落步左转举臂，出步勾手，弓步按掌（图 8-105，图 8-106）。

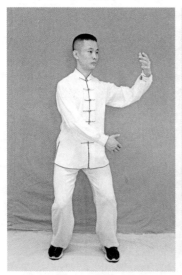 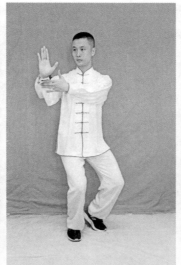 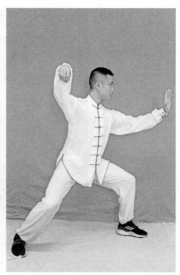

图 8-104　云手　　　　图 8-105　斜落步转身举臂　　　图 8-106　出步勾手

12. 高探马　跟步后坐展手，虚步推掌（图 8-107）。

13. 右蹬脚　收左手、左脚，左转出步，弓步划弧，合抱提膝，分手蹬脚（图 8-108）。

14. 双峰贯耳　收脚落手，出步收手，弓步贯拳（图 8-109）。

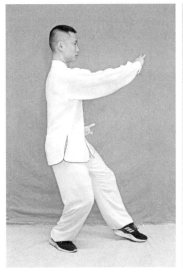

图 8-107　高探马

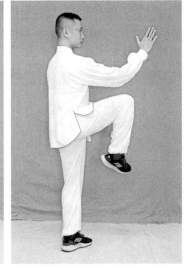

图 8-108　右蹬脚

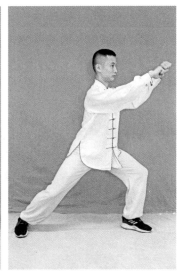

图 8-109　双峰贯耳

15. **转身左蹬脚**　后坐扣脚，左转展手，回体合抱提膝，分手蹬脚（图 8-110）。

16. **左下势独立**　收脚勾手，蹲身仆步，穿掌下势，撇脚弓腿，扣脚转身，提膝挑掌（图 8-111，图 8-112）。

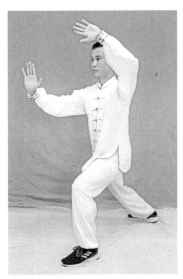

图 8-110　转身左蹬脚

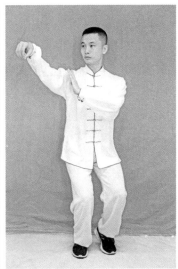

图 8-111　收脚勾手

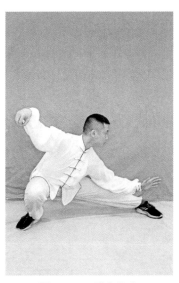

图 8-112　蹲身仆步

17. **右下势独立（与十六式动作相反）**　蹲身仆步，穿掌下势，撇脚弓腿，扣脚转身，提膝挑掌。

18. **左右穿梭**　落步落手，跟步抱球，右转出步，弓步推架。后坐落手，跟步抱球，左转出步，弓步推架（图 8-113）。

19. 海底针　跟步落手，后坐提手，虚步插掌（图 8-114）。

20. 闪通臂　收脚举臂，出步翻掌，弓步推架（图 8-115）。

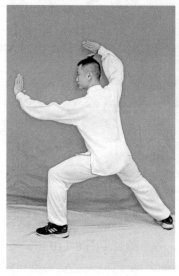
图 8-113　左右穿梭

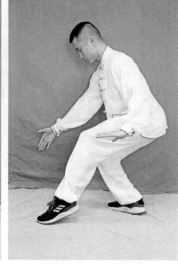
图 8-114　海底针

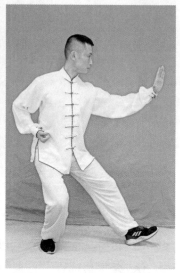
图 8-115　闪通臂

21. 转身搬拦捶　后坐扣脚，左转摆掌，收脚握拳，垫步搬拦捶，跟步旋臂，出步裹拳拦掌，弓步打拳（图 8-116）。

22. 如封似闭　穿臂翻掌，后坐收掌，弓步推掌（图 8-117）。

23. 十字手　后坐扣脚，右转撤脚分手，移重心扣脚划弧（图 8-118）。

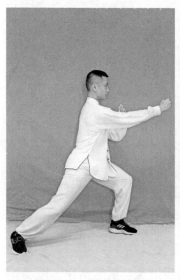
图 8-116　转身搬拦捶

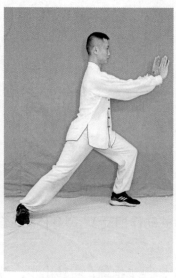
图 8-117　如封似闭

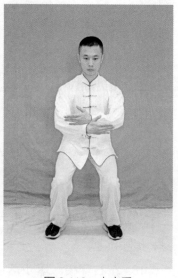
图 8-118　十字手

24. **收势** 收脚合抱，旋臂分手，下落收势（图 8-119，图 8-120）。

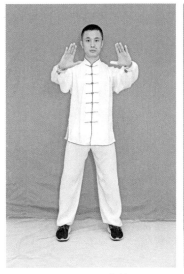 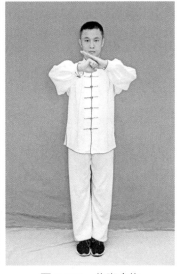

图 8-119　收势　　　　　　　　图 8-120　收脚合抱

（二）太极拳的锻炼作用

太极拳适合各种骨折愈合稳定，且无膝关节损伤者练习，练习应遵循循序渐进的原则。

1. **腕关节功能障碍者的练习作用** 云手可锻炼腕部背伸、环转等功能，有效预防关节僵硬、肌肉萎缩。

2. **踝关节功能障碍者的练习作用** 倒卷肱、转身推掌、下势独立、云手、搂膝拗步等动作，能使踝关节充分地背伸和跖屈。

3. **膝关节功能障碍者的练习作用** 练习太极时膝关节多处于屈曲与伸直的交替状态，这种运动既可锻炼膝关节周围肌群的力量和耐力，也能促进关节液的分泌，从而润滑、营养关节面。

（三）注意事项

练习者衣着宽松舒适，保持心静体松，意守丹田。练功前，先做几次深呼吸，调匀呼吸。

练功时，呼吸自然平稳，姿势正确，动作连贯，手眼配合，上下相随。

骨折患者临床愈合后再开始锻炼，并遵循循序渐进的原则，每天锻炼 15～30 分钟，不宜过度疲劳。

邱沈虹、傅秋媛

第九章 常用辅助用具使用方法

助行器是一种能够帮助人体支撑身体、保持平衡和辅助行走的工具。根据结构和功能的不同，可分为杖类助行器、助行架和轮椅。杖类助行器又分为手杖、腋杖、肘杖等。助行架分为无轮式和轮式。

手机扫描二维码，跟视频学助行器的使用

一、杖类助行器（拐杖）

杖类助行器俗称拐杖，可由竹、木、藤、不锈钢、铝合金、碳纤维材料等制成。

（一）拐杖的功能

1. 保持身体平衡。

2. 支撑身体。

3. 辅助行走。

（二）拐杖的常见种类

1. **手杖**　由把手、支柱和橡皮头组成。主要靠手腕部力量支撑身体，以减轻腿部承重，保护膝关节，维持身体平衡（图 9-1，图 9-2）。

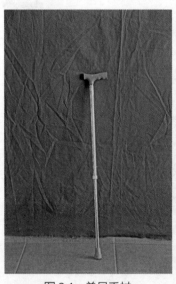
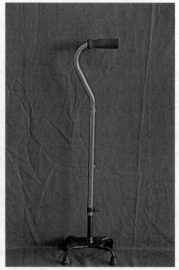

图 9-1　单足手杖　　　　　　图 9-2　多足手杖

2. **腋杖**　由腋把、手把、拐架、可调节螺栓和橡皮头组成。腋杖是借助上臂力量平衡及支撑身体，从而减轻腿部承重，提高行走的稳定性。使用时应用手腕力量挂杖前行，而非腋窝（图 9-3）。

3. 肘杖　由前臂套、把手、支柱和橡皮头构成。可通过调节肘杖上下端长度，来适应前臂长度及改变肘杖高度。肘杖轻便灵活，但稳定性不及腋杖，需要使用者有更强的臂力控制身体，为腿部提供力量支持（图9-4）。

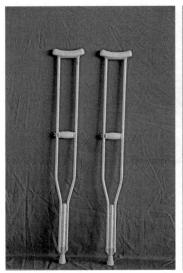 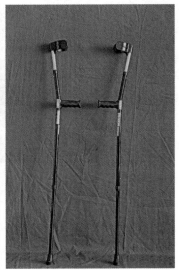

图9-3　腋杖　　　　　　　　图9-4　肘杖

（三）拐杖的适用人群

1. 手杖的适用人群

（1）腿部骨折后期或已完全愈合者。

（2）腿部截肢或佩戴假肢者。

（3）脊柱骨折致偏瘫或单侧下肢瘫，但上臂和肩部力量正常的患者。

2. 腋杖的适用人群

（1）腿部骨折行内外固定后不能部分或完全负重者。

（2）脊柱骨折致截瘫、髋部骨折行内/外固定后，双腿仍不能步行的患者。

3. 肘杖的适用人群

（1）脊柱骨折致双腿无力或不协调者。

（2）足踝骨折致腿部不能负重者。

（四）拐杖的测量

1. 手杖的测量　站位时把手平股骨大转子处。站立不便时可仰卧位测量（图9-5，图9-6）。

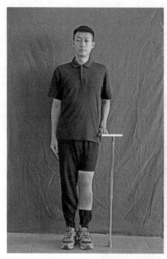
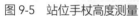

图 9-5　站位手杖高度测量

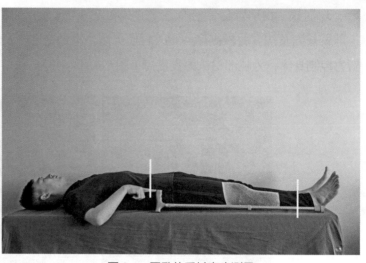

图 9-6　平卧位手杖高度测量

2. 腋杖的测量　站位时腋把低于腋窝顶部 2～3 手指宽，把手平股骨大转子处。腿部短缩畸形者应穿鞋或佩戴矫形器后于仰卧位测量（图 9-7，图 9-8）。

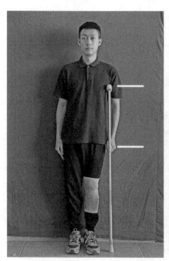

图 9-7　站位腋杖高度测量

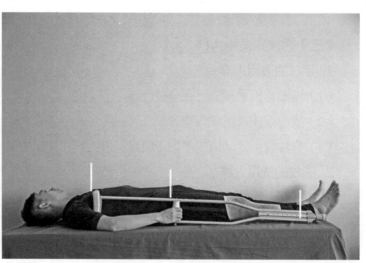

图 9-8　平卧位腋杖高度测量

3. 肘杖的测量　站位时把手高度平股骨大转子处；前臂托在前臂最粗壮处（图 9-9）。

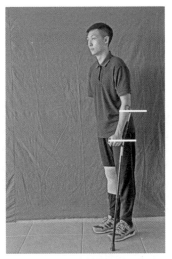

图 9-9 站位肘杖高度测量

（五）拐杖的使用方法

1. 手杖的使用方法

（1）起身站立：用健腿侧的手挂杖，橡皮头撑在脚前外侧 15 ~ 20 厘米处，握紧把手，肘关节轻微弯曲，以手臂力量撑起身体站直（图 9-10 ~ 图 9-12）。

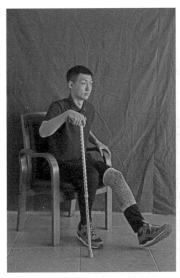

图 9-10 使用手杖起身站立 1

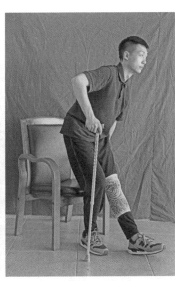

图 9-11 使用手杖起身站立 2

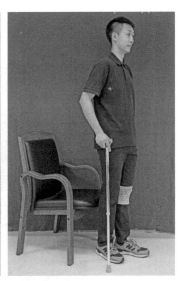

图 9-12 使用手杖起身站立 3

（2）行走方法

1）三点步态：第 1 步出手杖；第 2 步迈患侧腿；第 3 步迈健侧腿；如此重复。此法适用于骨折后患侧腿可部分负重的患者（图 9-13～图 9-15）。

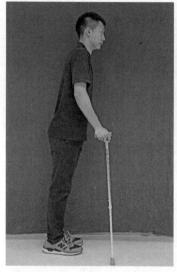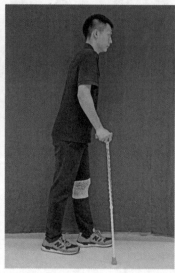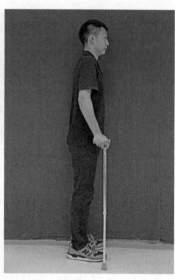

图 9-13　持手杖三点步态行走 1　　图 9-14　持手杖三点步态行走 2　　图 9-15　持手杖三点步态行走 3

2）两点步态：第 1 步同时出手杖迈患侧腿；第 2 步迈健侧腿；如此重复。此种步态适用于骨折后患侧腿已可完全负重的患者（图 9-16，图 9-17）。

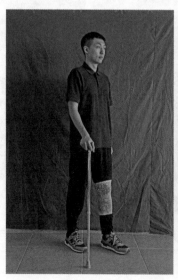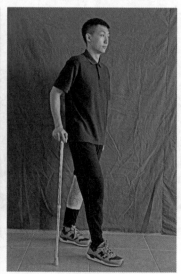

图 9-16　持手杖两点步态行走 1　　图 9-17　持手杖两点步态行走 2

2. 双腋杖的使用方法

（1）起身站立：双杖合在一起，患侧手握住手柄，健侧手扶身边椅把手，双手发力撑起身体，健侧腿同时蹬地站起；身体站稳后，双手各持一杖，手腕及手肘稍弯曲，橡皮头撑在脚前外侧 15～20 厘米地面，身体略向前倾，抬头向前看（图 9-18，图 9-19）。

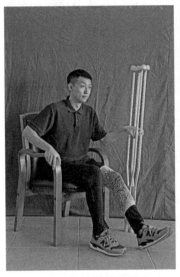 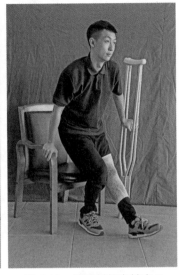

图 9-18　持腋杖起身站立 1　　　图 9-19　持腋杖起身站立 2

（2）行走方法

1）四点步态：第 1 步出患侧拐；第 2 步迈健侧脚；第 3 步出健侧拐；第 4 步迈患侧脚；如此重复。适用于双腿骨折后活动不便或无力但臀部力量较好的患者（图 9-20～图 9-23）。

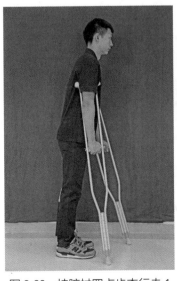 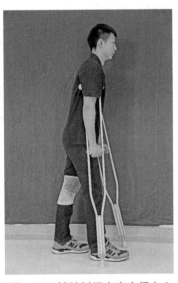

图 9-20　持腋杖四点步态行走 1　　图 9-21　持腋杖四点步态行走 2

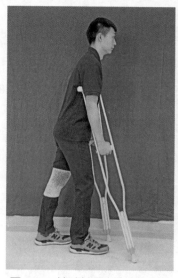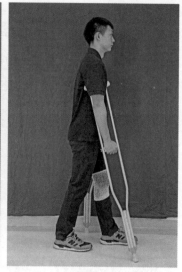

图 9-22　持腋杖四点步态行走 3　　图 9-23　持腋杖四点步态行走 4

2）三点步态：第 1 步同时出患侧腿和双杖；第 2 步迈健侧腿；如此重复。适用于单腿骨折的患者（图 9-24，图 9-25）。

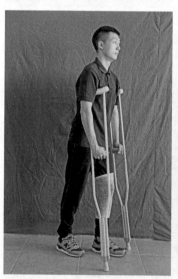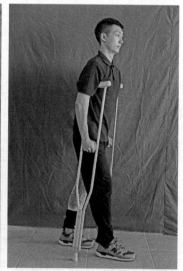

图 9-24　持腋杖三点步态行走 1　　图 9-25　持腋杖三点步态行走 2

3）两点步态：第 1 步同时出一侧拐杖与对侧腿；第 2 步出另一侧拐杖与另一侧腿；如此重复。适用于行走时任一腿疼痛需要借助拐杖减轻负荷的患者（图 9-26，图 9-27）。

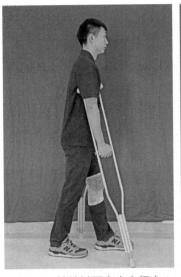 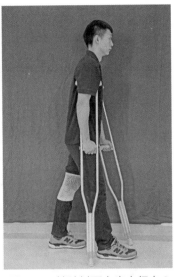

图 9-26　持腋杖两点步态行走 1　　　图 9-27　持腋杖两点步态行走 2

4）摆至步：第 1 步出双侧拐杖，身体重心前移；第 2 步上臂撑拐杖使双脚离地向前摆动，在杖脚后方落地；如此重复。适用于髋部或腿部骨折、双腿无法交替运动的患者（图 9-28，图 9-29）。

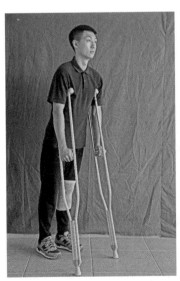 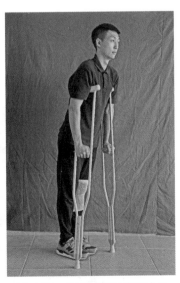

图 9-28　持腋杖摆至步行走 1　　　图 9-29　持腋杖摆至步行走 2

5）摆过步：第1步出双侧杖，身体重心前移；第2步上臂撑拐杖使双脚离地并向前摆动，在杖脚前方着地；如此重复。适用于髋部或腿部骨折，双腿无法交替运动但上臂力量强壮的患者（图9-30，图9-31）。

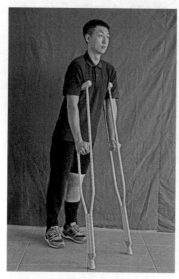 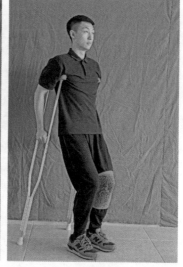

图9-30　持腋杖摆过步行走1　　图9-31　持腋杖摆过步行走2

（3）上下楼梯

1）上楼梯（有扶手）：靠近楼梯扶手，合并双杖后一手握把手，一手握扶手；双手同时支撑身体，向上一楼梯迈健侧腿，再将双杖和患侧腿移上同一级楼梯；如此重复（图9-32～图9-35）。

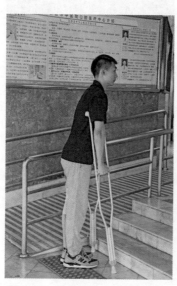 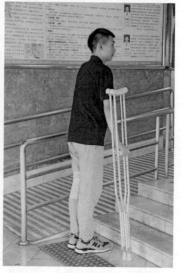

图9-32　持腋杖上有扶手楼梯1　　图9-33　持腋杖上有扶手楼梯2

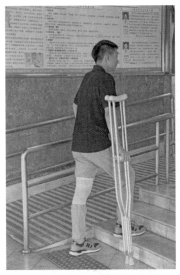 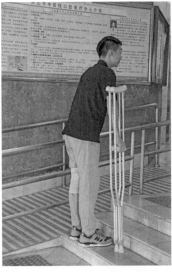

图 9-34　持腋杖上有扶手楼梯 3　　图 9-35　持腋杖上有扶手楼梯 4

2）上楼梯（无扶手）：双手各持一杖支撑身体，向上一级楼梯迈健侧腿；再将双杖和患侧腿移上同一级楼梯；如此重复（图 9-36 ~ 图 9-38）。

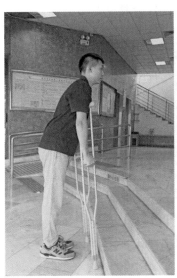 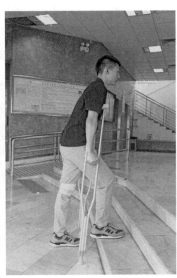 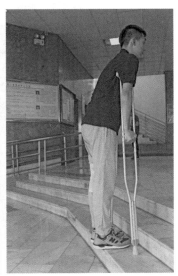

图 9-36　持腋杖上无扶手楼梯 1　　图 9-37　持腋杖上无扶手楼梯 2　　图 9-38　持腋杖上无扶手楼梯 3

3）下楼梯（有扶手）：合并双杖以一手握把手，另一手握扶手；双手撑住身体带动患侧腿及双杖移至下一级楼梯；再移动健侧腿到同一级楼梯；如此重复（图 9-39～图 9-42）。

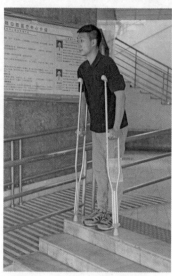
图 9-39　持腋杖下有扶手楼梯 1

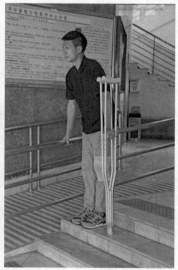
图 9-40　持腋杖下有扶手楼梯 2

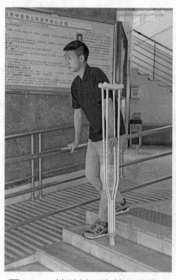
图 9-41　持腋杖下有扶手楼梯 3

图 9-42　持腋杖下有扶手楼梯 4

4）下楼梯（无扶手）：双手各持一杖，先将双杖移至下一级楼梯；迈患侧腿，下移重心，再迈健侧腿到同一级楼梯；如此重复（图9-43～图9-45）。

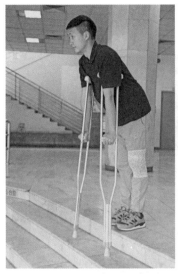 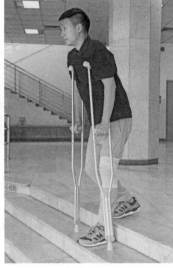 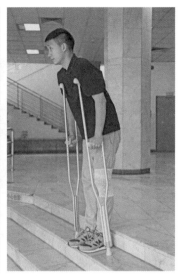

图9-43　持腋杖下无扶手楼梯1　　图9-44　持腋杖下无扶手楼梯2　　图9-45　持腋杖下无扶手楼梯3

（4）坐下：身体靠近床／椅边缘，以健侧腿支撑身体；双杖合并，患侧手握把手，健侧手撑床／椅边缘；弯曲健侧腿坐下（图9-46～图9-48）。

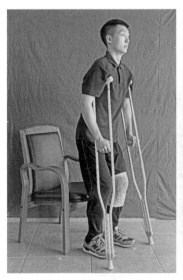 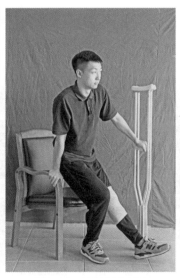 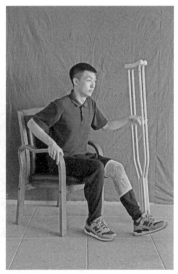

图9-46　持腋杖坐下1　　　　　图9-47　持腋杖坐下2　　　　　图9-48　持腋杖坐下3

3. 肘杖的使用方法

（1）站立方法：站位，将肘杖橡皮头置于脚前外侧约 15～20 厘米处；双手握住肘杖，用手臂力量支撑身体来带动双腿行走。使用单杖时用健侧手挂杖（图9-49，图9-50）。

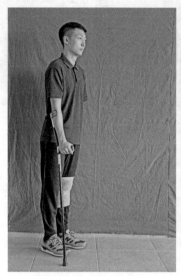 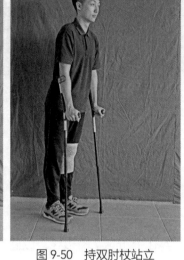

图 9-49　持单肘杖站立　　　　图 9-50　持双肘杖站立

（2）行走方法

1）双肘杖四点步态：第1步先出患侧肘杖；第2步迈健侧脚；第3步出健侧肘杖；第4步迈患侧脚；如此重复。适用于腿部骨折恢复早期的患者（图9-51～图9-54）。

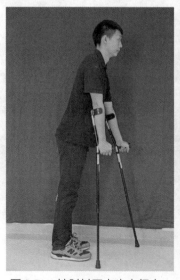 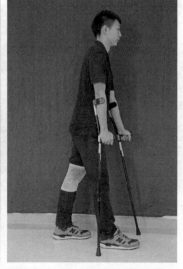

图 9-51　持肘杖四点步态行走 1　　图 9-52　持肘杖四点步态行走 2

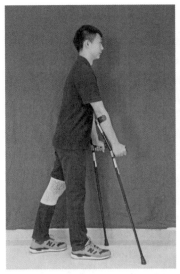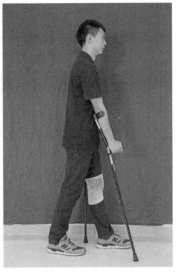

图 9-53　持肘杖四点步态行走 3　　图 9-54　持肘杖四点步态行走 4

2）双肘杖三点步态：第 1 步向前撑出双肘杖；第 2 步迈出患侧腿；第 3 步迈出健侧腿并超过肘杖位置；如此重复。适用于腿部骨折恢复后期的患者（图 9-55 ~ 图 9-57）。

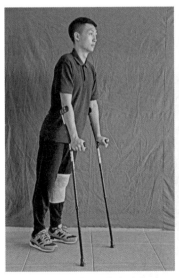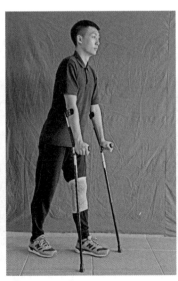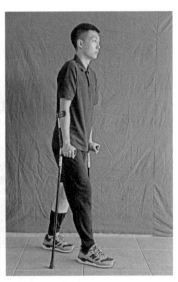

图 9-55　持肘杖三点步态行走 1　　图 9-56　持肘杖三点步态行走 2　　图 9-57　持肘杖三点步态行走 3

3）双肘杖两点步态之一：第 1 步健侧肘杖及患侧腿向前伸出；第 2 步患侧肘杖及健侧腿向前伸出；如此重复。适用于患侧腿能部分负重的患者（图 9-58，图 9-59）。

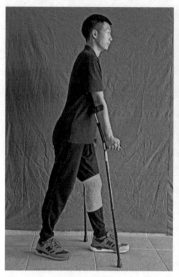 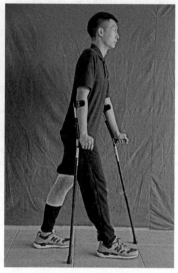

图 9-58　持肘杖两点步态行走 1　　图 9-59　持肘杖两点步态行走 2

4）双肘杖两点步态之二：第 1 步双肘杖及患侧腿同时伸出；第 2 步迈出健侧腿并超越肘杖；如此重复。适用于患侧腿能部分负重的患者（图 9-60，图 9-61）。

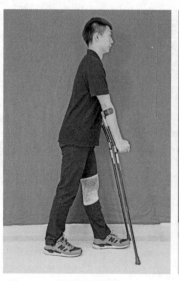 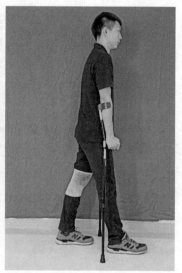

图 9-60　持肘杖两点步态行走 1　　图 9-61　持肘杖两点步态行走 2

（六）使用拐杖的注意事项

1. **拐杖的选择与检查** 根据医生的建议及自己的情况选择合适的拐杖，使用前仔细检查拐杖各部件是否完好无松动或老化。

2. **用拐方法** 以手腕力量撑拐，不可以腋窝支撑身体，以免造成腋窝处血管和神经受压。尽量使用双杖辅助行走，长期使用单杖易致骨盆倾斜、双腿不等长。

3. **合理负重** 患肢负重应听从医生或物理治疗师的建议，大致负重程度参考如下。

（1）不负重：患侧腿不受力、不踩地。

（2）轻负重：患侧足底可踩地但力度仅用以维持身体平衡。

（3）部分负重：患侧腿可支撑身体 1/3～1/2 的重量。

（4）可忍耐负重：患侧腿支撑身体大部分或全部重量，且产生的疼痛可忍耐。

（5）全负重：患侧腿完全负重，并无疼痛。

范秀英、廖志雯

二、助行架

助行架是一种框架式步行辅助器具，通常由合金及与塑胶材料制成。使用时由患者双手臂支撑架体，以达到身体的平衡及稳定（图 9-62，图 9-63）。

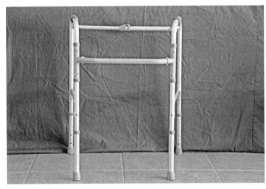 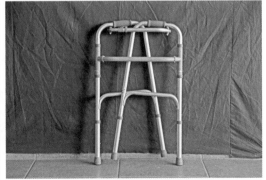

图 9-62　助行架　　　　　　　　　图 9-63　助行架

（一）助行架的功能

1. 支撑身体。

2. 保持身体平衡。

3. 辅助行走。

（二）助行架的种类

1. 标准型助行架　由左右两侧和前面的金属框架组成，没有轮子。标准型助行架分为固定式和交替式两种，患者使用固定式助行架迈步时每次须提起整个架子向前移动，使用交替式助行架迈步时只需交替移动左右两侧支架即可向前行进（图9-64）。

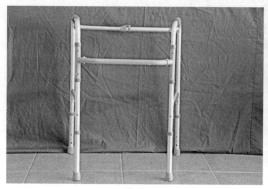

图 9-64　标准型助行架 1（固定式）

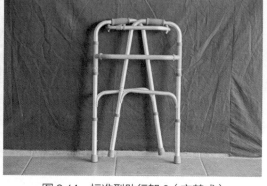

图 9-64　标准型助行架 2（交替式）

2. 轮式助行架　助行架支脚处装有轮子，行走时只需推动架子即可前行。轮式助行架有两轮式、三轮式及四轮式（图9-65）。

3. 助行椅　是一种带轮椅。助行椅配有刹车手闸，打开手闸可辅助行走，锁死手闸即成座椅。适用于老年人和康复患者（图9-66）。

4. 助行台　一种依靠前臂托或台面支撑身体、保持平衡的助行架（图9-67）。

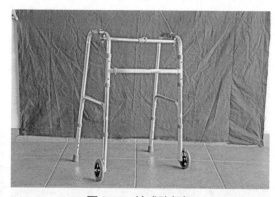

图 9-65　轮式助行架

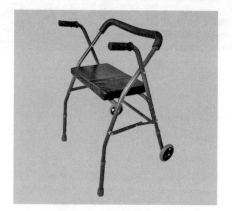

图 9-66　助行椅

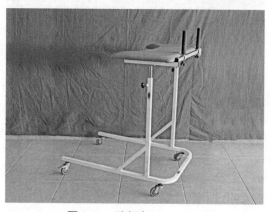

图 9-67　助行台

（三）助行架的适用人群

1. **标准型助行架适用人群**　适用于单腿骨折愈合后腿无力，或单腿截肢者。

2. **轮式助行架适用人群**　适用于腿部骨折致行走障碍，且双手不能抬起助行架者。

3. **助行台适用人群**　适用于腿部骨折致行走障碍，且手腕不能助力者。

（四）助行架高度测量

站位时扶手平股骨大转子处（图 9-68）。

（五）助行架的使用方法

1. 使用前准备

（1）检查助行架连接部位是否稳固，橡皮头、螺丝有无松动或损坏。

（2）行走路面平整、干燥、通畅。

（3）使用者裤子长度适宜，鞋子合脚且防滑，不宜穿拖鞋。

2. **高度调节**　身体自然站立于助行架框内，调节助行架下端锁钉，使扶手处与股骨大转子水平一致（图 9-69）。

3. **放置位置**　双脚站于助行架框架内，足跟与助行架后腿在一条直线上，助行架前腿在双脚前外侧 15～20 厘米处（图 9-70）。

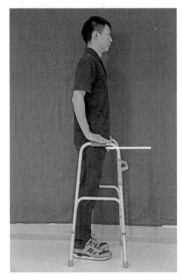

图 9-68　助行架高度测量

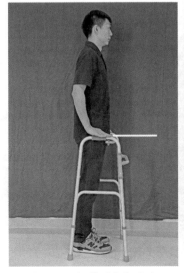

图 9-69　调节助行架高度

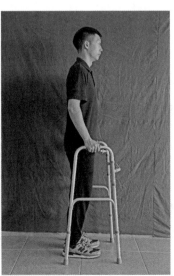

图 9-70　使用助行架站立

4. 标准型助行架行走方法

（1）基本步态：第1步双手提起助行架放在身体前方；第2步患侧腿和健侧腿先后向前迈一步，足跟落在助行架后腿的连线上；如此重复（图9-71～图9-73）。

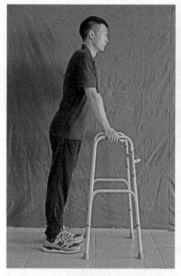 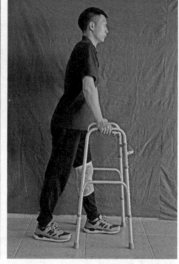 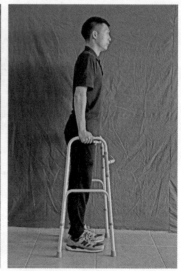

图 9-71　使用基本步态行走 1　　　图 9-72　使用基本步态行走 2　　　图 9-73　使用基本步态行走 3

（2）免负荷步态：第1步双手提起助行架放在身体前方；第2步健侧腿向前迈出一步；第3步患侧腿迈至与健侧腿齐平；如此重复（图9-74～图9-76）。

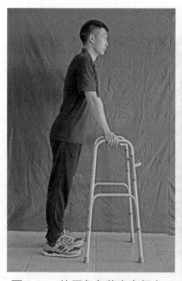 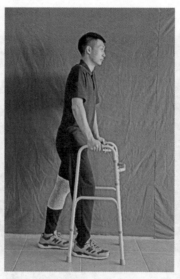 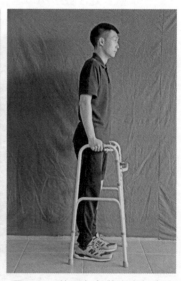

图 9-74　使用免负荷步态行走 1　　　图 9-75　使用免负荷步态行走 2　　　图 9-76　使用免负荷步态行走 3

（3）部分负重步态：第1步提起助行架与患侧腿同时向前伸出；第2步健侧腿迈至
与患侧腿齐平；如此重复（图9-77，图9-78）。

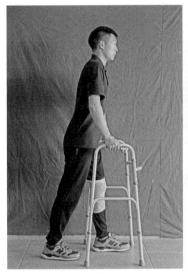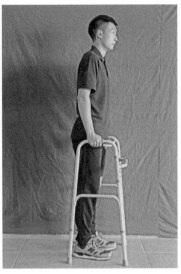

图9-77　使用部分负重步态行走1　图9-78　使用部分负重步态行走2

（4）摆至步：第1步双手提起助行架向前移一步；第2步健侧腿和患侧腿同时迈
出，足跟与助行架后腿连线齐平；如此重复（图9-79，图9-80）。

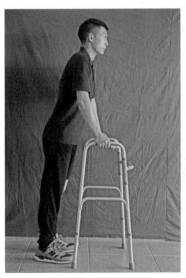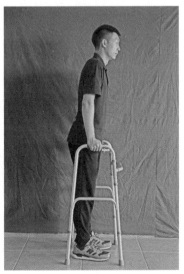

图9-79　使用摆至步行走1　　　图9-80　使用摆至步行走2

（5）四点步态行走（选择交替式助行架）：第1步将患侧腿一侧助行架向前移；第2步迈健侧腿；第3步移健侧腿一侧助行架；第4步迈患侧腿（图9-81~图9-84）。

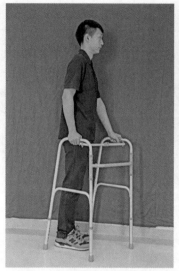 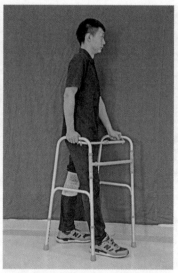

图9-81　使用四点步态行走1　　图9-82　使用四点步态行走2

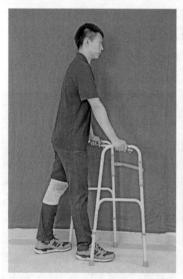 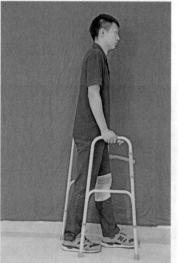

图9-83　使用四点步态行走3　　图9-84　使用四点步态行走4

（6）两点步态行走（选择交替式助行架）：第1步向前移动健侧腿一侧助行架及患侧腿；第2步向前移动患侧腿一侧助行架及健侧腿（图9-85，图9-86）。

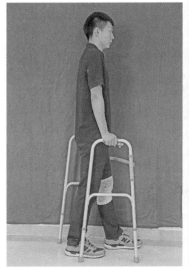 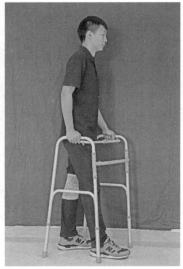

图9-85 使用两点步态行走1　　　图9-86 使用两点步态行走2

（7）站立：将助行架置于身体前方，双手握住把手，以双腿或健侧腿蹬地发力，带动身体直立站起（图9-87～图9-89）。

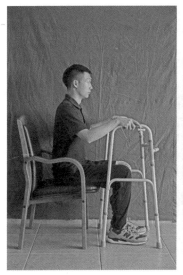 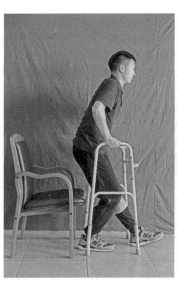 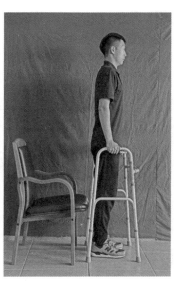

图9-87 使用助行架站立1　　　图9-88 使用助行架站立2　　　图9-89 使用助行架站立3

（8）坐下：将身体靠近座椅，双腿或健侧腿自然弯曲，脚用力蹬地坐于椅上（图9-90～图9-92）。

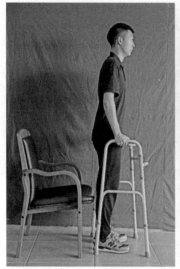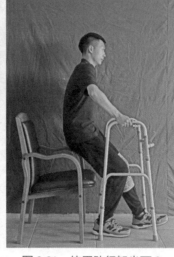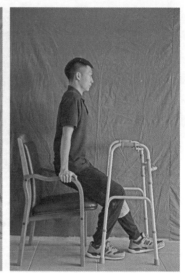

图 9-90　使用助行架坐下 1　　　图 9-91　使用助行架坐下 2　　　图 9-92　使用助行架坐下 3

5. 前轮式助行架的助行方法　第 1 步双臂推动助行架向前移动；第 2 步双臂支撑助行架带动患侧腿迈出；第 3 步健侧腿迈出与患侧腿齐平；如此重复（图 9-93～图 9-95）。

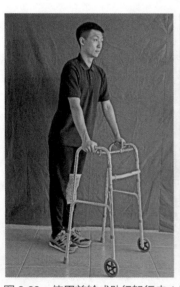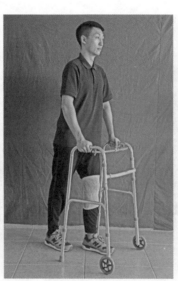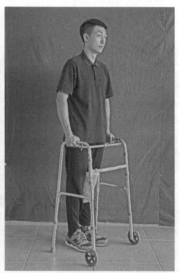

图 9-93　使用前轮式助行架行走 1　图 9-94　使用前轮式助行架行走 2　图 9-95　使用前轮式助行架行走 3

（六）使用助行架的注意事项

1. 不适用人群　手脚力量不足或动作不协调者不宜使用助行架，上下楼梯不适合用助行架。

2. 使用前检查　检查各部件是否连接牢固，橡皮头、螺钉及车闸有无损坏。

3. 环境及个人要求　行走环境地面平整、干燥，走道光线充足、无障碍。使用者裤子长度合适，穿平底鞋，鞋子合脚防滑，不穿拖鞋或高跟鞋。

4. 行走要点　每次移动助行架的距离不能太远，否则不利于把握平衡。步伐不宜太大，每次跨步到助行框中部为宜，太靠近框架前部易向后跌倒。行走时眼睛向前看，步速均匀。

5. 合理负重　患者的患侧腿应根据医生或物理治疗师的建议合理负重，大致负重程度参考如下。

（1）不负重：患侧腿不受力、不踩地。

（2）轻负重：患侧脚底可踩地但力度仅用以维持身体的平衡。

（3）部分负重：患侧腿可支撑身体 1/3～1/2 的重量。

（4）可忍耐负重：患侧腿负担身体大部分或全部重量，且产生的疼痛可忍耐。

（5）全负重：患侧腿完全负重，并无疼痛。

范秀英

三、轮椅

轮椅是一种肢体伤残人士代步的重要工具，伤残者可借助于轮椅进行身体锻炼并参与社会活动。普通轮椅一般由支架、轮胎、刹车装置、座椅等组成（图 9-96）。

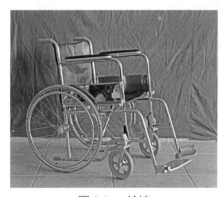

图 9-96　轮椅

（一）轮椅的功能

1. 增加行动及转移能力。

2. 增强自我照护能力。

3. 提高社会参与度。

4. 预防压疮及肢体失用性萎缩。

（二）轮椅的种类

1. **按驱动方式分类**　手动轮椅和电动轮椅（图9-97，图9-98）。

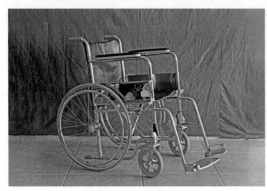

图9-97　手动轮椅

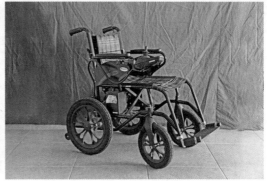

图9-98　电动轮椅

2. **按构造分类**　折叠式轮椅和固定式轮椅（图9-99，图9-100）。

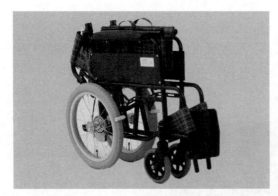

图9-99　折叠式轮椅

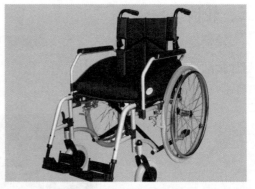

图9-100　固定式轮椅

（三）轮椅的选用

1. **脊柱损伤致偏瘫者**　宜选择单手驱动的轮椅。

2. **脊柱损伤致截瘫者**　宜选择轻便灵活、侧板能拆卸的轮椅。

3. **颈椎损伤致四肢瘫痪者**　颈 4 以上节段损伤者，宜选择颌控或气控电动轮椅；颈 5 以下节段损伤者，宜选择手控电动轮椅；平衡功能受损者，宜选择高靠背、可倾斜式电动轮椅，或加装头托。

4. **腿部骨折致伤残者**　宜选择可安装腿架的轮椅。

（四）轮椅尺寸选择（图 9-101，图 9-102）

1. **座宽**　臀部两侧侧面与轮椅两侧内面距离为 3 ~ 4 厘米，约 2 指宽。

2. **座长**　背部贴住轮椅靠背，腘窝离坐垫前缘 6 厘米，约 4 指宽。

3. **靠背高度**　靠背上缘距使用者腋窝 10 厘米，约为手掌的宽度。

4. **扶手高度**　手臂放在扶手上，肘关节屈曲约 90°。

5. **坐垫与脚踏板距离**　坐垫距离脚踏板 50 厘米左右。

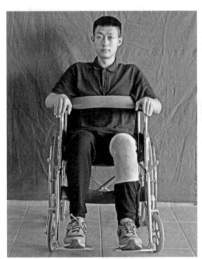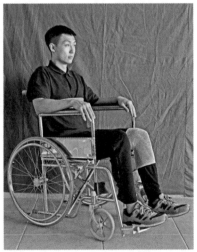

图 9-101　轮椅尺寸选择 1　　　　图 9-102　轮椅尺寸选择 2

（五）折叠式轮椅的使用方法

1. **打开轮椅**　双手分别放在轮椅两边的扶手处，同时向下用力即可打开轮椅（图9-103）。

2. **收起轮椅**　将脚踏板翻起，一手扶住一侧扶手，另一手向上提起坐垫中间，即可收起轮椅（图9-104）。

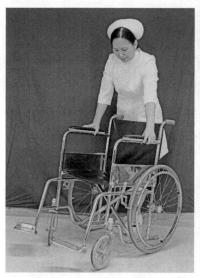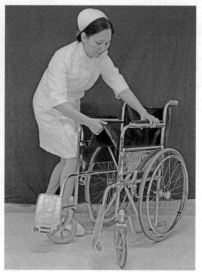

图 9-103　打开轮椅　　　　　图 9-104　收起轮椅

3. 自己操纵轮椅

（1）平地前推：身体靠后坐，目视前方，挺胸，松开刹车，双臂屈肘后伸，双手握住手动圈后半部，上身前倾，双臂同时用力向前推动轮环至肘关节伸直，放开轮环，如此重复（图9-105，图9-106）。

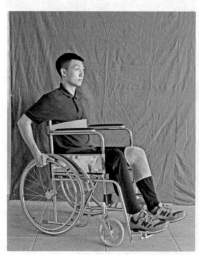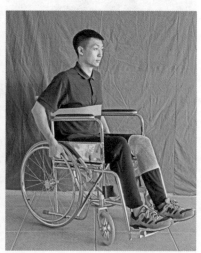

图 9-105　自己操纵轮椅平地前行 1　　图 9-106　自己操纵轮椅平地前行 2

（2）平地倒退：双手抓住手动圈前半部，身体向后倾，双手臂同时用力将轮环向后拉动，如此反复（图9-107，图9-108）。

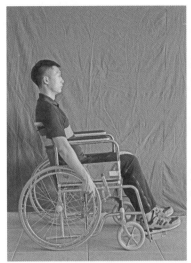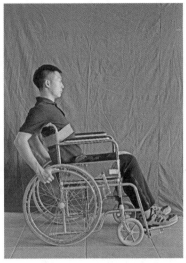

图 9-107　自己操纵轮椅平地倒退 1　图 9-108　自己操纵轮椅平地倒退 2

（3）上坡：双手分别握住手动圈顶部，身体向前倾，手腕和肩部同时用力向前推动轮环。需要在斜坡上停住时，可转动车轮方向使之与斜坡形成角度即可（图9-109，图9-110）。

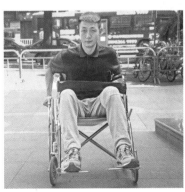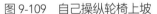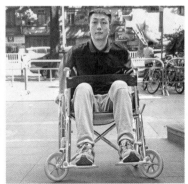

图 9-109　自己操纵轮椅上坡　图 9-110　自己操纵轮椅斜坡立足

（4）下坡：伸展头部和肩部，双手握住手动圈前方，用手制动或将手掌顶住手动圈下方进行制动（图9-111，图9-112）。

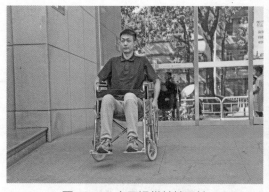

图 9-111　自己操纵轮椅下坡

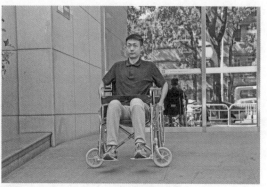

图 9-112　自己操纵轮椅斜坡立足

（5）转换方向：向右转时，双手握住手动圈后方，右臂用力将手动圈向外侧旋摆，同时左手将左侧车轮转向前方，即完成轮椅向左转（图 9-113～图 9-115）。向左转时反之。

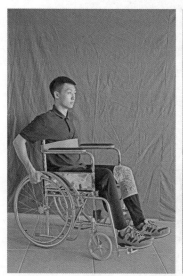

图 9-113　自己操纵轮椅转向 1

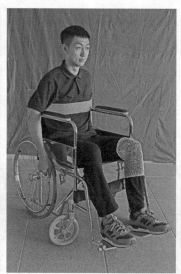

图 9-114　自己操纵轮椅转向 2

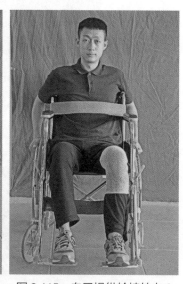

图 9-115　自己操纵轮椅转向 3

（6）轮椅转移

1）患者独自由床转至轮椅：轮椅与床呈约 45°夹角，刹住车闸，翻起脚踏板；使用者身体前倾，健侧腿迈至轮椅两踏板中间，同侧手扶远侧轮椅扶手；健侧腿撑地，同侧手撑轮椅扶手，支撑身体旋转至背部转向轮椅；双手撑轮椅扶手，支撑臀部坐至椅面并将双脚放于脚踏板上（图 9-116～图 9-119）。

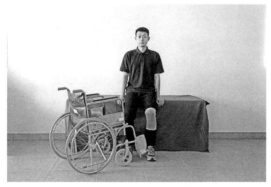

图 9-116　自己由床转至轮椅 1

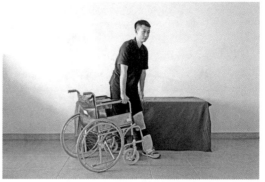

图 9-117　自己由床转至轮椅 2

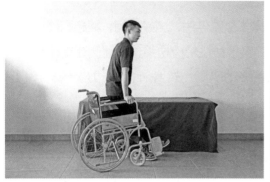

图 9-118　自己由床转至轮椅 3

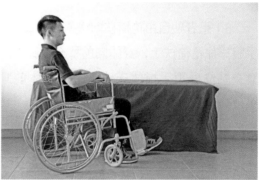

图 9-119　自己由床转至轮椅 4

2）他人协助患者由床转至轮椅：将轮椅正面向床，紧靠床边并刹住车闸；患者床上坐起背对轮椅，身体前屈，臀部靠近床沿，双手后伸握住轮椅扶手撑起身体；协助者一手扶住患者肩胛部，一手置于患者的大腿部；两人同时用力将患者身体向轮椅移动，使患者臀部从床上移动到轮椅上；协助者推轮椅离床后将患者双脚放于脚踏板上（图9-120 ~ 图 9-123）。

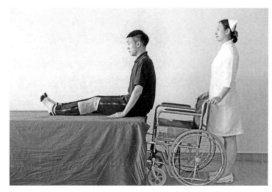

图 9-120　他人协助由床转至轮椅 1

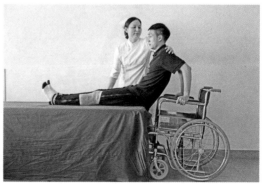

图 9-121　他人协助由床转至轮椅 2

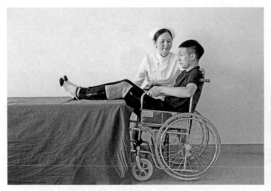

图 9-122　他人协助由床转至轮椅 3

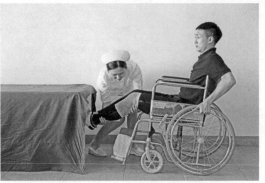

图 9-123　他人协助由床转至轮椅 4

3）患者独自由轮椅移向病床：轮椅朝向床头位置停住，刹好车闸，翻起脚踏板；双手肘撑住轮椅扶手，身体向前移至双脚踩地；双手扶住轮椅扶手，用健侧腿支撑身体站立；站立后用手撑住床边，带动身体前倾并移动双脚；转身背向床边坐于床上（图 9-124 ~ 图 9-127）。

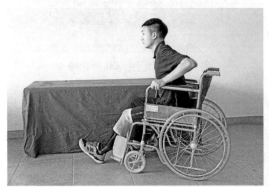

图 9-124　自己由轮椅转至床 1

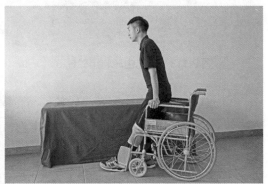

图 9-125　自己由轮椅转至床 2

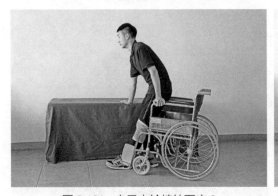

图 9-126　自己由轮椅转至床 3

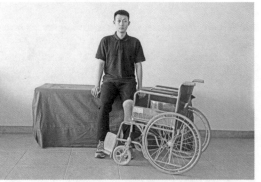

图 9-127　自己由轮椅转至床 4

4. 他人推轮椅技巧

（1）前进或后退

1）四轮着地法：轮椅四轮着地，保持水平推（图 9-128）。

2）两轮着地法：方向轮抬离地面，大轮着地，轮椅后倾 3° 推或拉（图 9-129）。

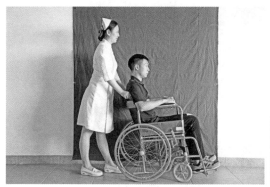 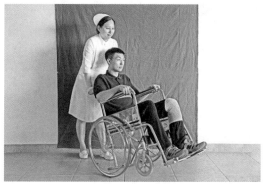

图 9-128　四轮着地法行进　　　　　　　　图 9-129　两轮着地法行进

（2）上下楼梯

1）一人式：两轮着地法，向后拖，逐级而上；下楼梯反之（图 9-130，图 9-131）。

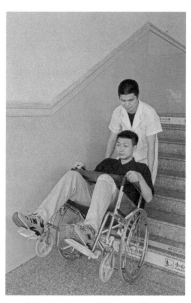 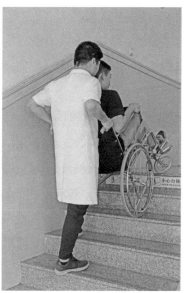

图 9-130　一人协助上楼梯　　　　　图 9-131　一人协助下楼梯

2）二人式：一人向后拖动轮椅，另一人在轮椅前方协助；下楼梯反之（图 9-132，图 9-133）。

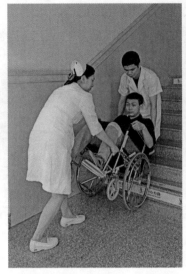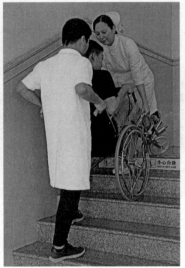

图 9-132　两人协助上楼梯　　　　图 9-133　两人协助下楼梯

（六）手动轮椅使用注意事项

1. **行进前要求**　患者保持正确的轮椅坐姿，绑好固定带以防意外。

2. **行进时要求**　上下斜坡时，不可任意改变行进方向，以防轮椅翻倒；发现有异常响声，需立刻停止使用并送修。

3. **停止行进要求**　使用者必须先刹车，不能站在脚踏板上面。

4. **日常维护**　不可拆除轮椅后方的防倾杆及防倾轮，防倾轮应朝向地面，以防止轮椅后翻。

（七）电动轮椅使用注意事项

1. **使用者要求**　精神异常、反应迟钝、上肢活动不便者严禁使用电动轮椅。

2. **行进时要求**　使用电动轮椅时应将防翻零部件放下；自觉遵守国家和地方交通法规；高速行驶时切勿急转弯，转向前应先减速至 2 千米 / 时以下；不在斜坡上转弯、转向或停在斜坡上；避免在砂石地、软地面或坡度大于 8°的路面使用电动轮椅；不越过高于 4 厘米的障碍物；电源打开或手刹未刹时禁止上下电动轮椅。

3. **日常维护**　不将电动轮椅长时间停在露天处，下雨时不驶到室外，谨防受潮；切勿擅自拆装或改动电动轮椅的零部件。

四、常用支具的佩戴及使用

（一）指关节固定支具的佩戴及使用

1. 作用

（1）保护指间关节，避免关节产生不必要的活动，防止加重损伤或继发改变。

（2）保护受伤手指，缓解疼痛及肌肉痉挛，促进炎症消退。

（3）防止及纠正指间关节屈曲挛缩畸形。

（4）维持指间关节的稳定。

（5）肌腱术后的辅助用具。

手机扫描二维码，跟视频学常用支具的佩戴及使用

2. 适用范围

（1）指骨稳定性骨折、指间关节脱位术后康复期。

（2）手指肌腱、韧带损伤康复期。

（3）指间关节屈曲挛缩者。

（4）手指畸形矫形术后。

3. 禁忌证

（1）手指局部红、肿、热、痛明显，或与支具大小不匹配者。

（2）患处对支具的主要材料过敏时，不宜直接使用。

4. 佩戴方法及步骤

（1）选择大小、长度适宜的支具，依次解开固定带，随后将手指伸入支具内（图9-134，图9-135）。

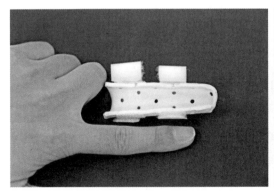

图 9-134　选择适宜的支具

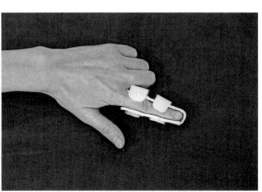

图 9-135　手指伸入支具内

（2）依次将固定带拉紧后扣紧粘扣，调整合适松紧度（图9-136）。

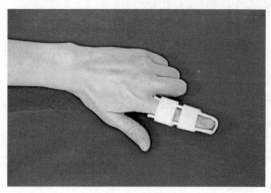

图 9-136 固定支具

（3）脱支具时，依次将粘扣按顺序松解，然后抽出患指即可。

5. 注意事项

（1）选择合适尺寸的支具。

（2）放置支具位置要准确，松紧度适宜，保证支具的有效固定。

（3）注意局部皮肤的清洁及护理。

（4）定时观察伤指疼痛、肿胀、皮肤温度、颜色、感觉、运动等变化，避免血管、神经损伤，预防压疮。长期使用支具易导致肌肉萎缩、关节僵硬，患者还会产生依赖心理，因此，在佩戴支具期间，应加强功能锻炼，维持良好的关节活动范围，防止肌肉萎缩、关节僵硬。

6. 支具的维护

（1）保持支具清洁、干燥，如表面有污渍时可用湿毛巾擦拭。

（2）严禁用力挤压，防止变形。

（3）不要将其靠近热源、火源。

（二）掌指关节固定支具的佩戴及使用

1. 作用

（1）保护掌指关节，避免关节产生不必要的活动，防止加重损伤或继发改变。

（2）保护受伤掌部、手指，缓解疼痛及肌肉痉挛，促进炎症消退。

（3）维持掌指关节的稳定。

2. 适用范围

（1）指骨、掌骨稳定性骨折、指间关节 / 掌指关节脱位术后康复期。

（2）手指 / 掌部肌腱、韧带损伤康复期。

（3）掌指关节 / 指间关节屈曲挛缩者。

（4）手指畸形矫形术后。

3. 禁忌证

（1）手指局部红、肿、热、痛明显，或与支具大小不匹配者。

（2）患处对支具的主要材料过敏时，不宜直接使用。

4. 佩戴方法及步骤

（1）选择大小、长度适宜的支具，依次解开固定带，随后将手指伸入支具内（图9-137，图 9-138）。

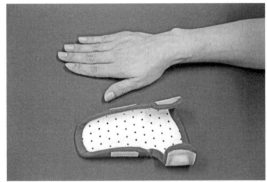 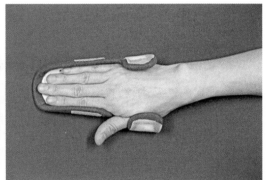

图 9-137　选择适宜的支具　　　　　　　　图 9-138　手掌放入支具内

（2）依次将固定带拉紧后扣紧外壳粘扣，调整到合适的松紧度（图9-139，图9-140）。

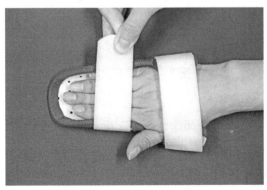 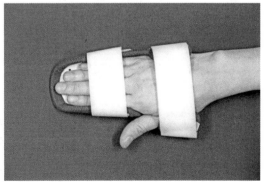

图 9-139　固定支具　　　　　　　　图 9-140　调整到合适的松紧度

（3）脱支具时，依次将粘扣松解，然后抽出伤指。

5. 注意事项（详见指关节固定支具注意事项）。

6. 支具的维护（详见指关节固定支具维护）。

（三）腕掌关节固定支具的佩戴及使用

1. 作用

（1）保护腕掌关节，维持腕掌关节的稳定，避免关节产生不必要的活动，防止加重损伤或继发改变。

（2）保护受伤的腕掌部，缓解疼痛及肌肉痉挛，促进炎症消退。

2. 适用范围

（1）腕掌部软组织扭挫伤、拉伤。

（2）尺桡骨远端骨折、腕骨稳定性骨折或骨折术后康复期。

（3）肌腱炎、腕管综合征、腕三角纤维软骨复合体（TFCC）损伤等。

3. 禁忌证

（1）腕掌局部红、肿、热、痛明显，或与支具大小不匹配者。

（2）患处对支具的主要材料过敏时，不宜直接使用。

4. 佩戴方法及步骤

（1）选择大小、长度适宜的支具，依次解开所有的固定带（图 9-141，图 9-142）。

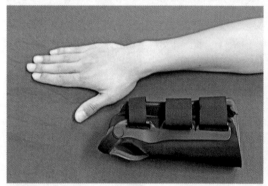
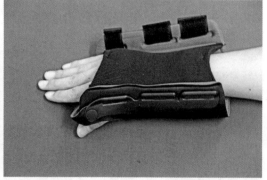

图 9-141　选择适宜的支具　　　　　　　　图 9-142　解开固定带

（2）将手套入支具中，拇指从拇指开孔处穿出，弹性连接物位于手背部分，将手掌支撑铝条的位置对准掌心，系上所有的闭合固定带，依次将固定带拉紧后扣紧外壳粘扣，调整到合适的松紧度（图 9-143，图 9-144）。

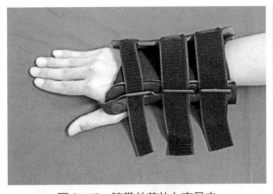

图 9-143　腕掌关节放入支具内

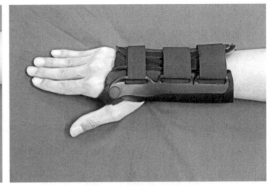

图 9-144　固定支具

（3）脱支具时，依次将固定带的粘扣松解，然后抽出患肢。

5. 注意事项（详见指关节固定支具注意事项）。

6. 支具的维护

（1）严禁用力挤压，防止变形。

（2）若支具有污迹时可用湿毛巾擦拭，或用 30℃以下的温水或冷水加温和的清洁剂，采用手洗的方式清洗干净，不能用漂白剂或强效清洁剂，不可机洗。

（3）用毛巾拭干，或平放于阴凉处晾干备用。不可用挤或拧支具的方法除水，不可用吹风机吹干或放到烘干机里烘干，亦不可在阳光下暴晒，以免变形。

（4）不要将其靠近热源、火源。

（四）可调式肘关节支具的佩戴及使用

1. 作用

（1）保护肘关节，维持腕掌关节的稳定，避免关节产生不必要的活动，防止加重损伤或继发改变。

（2）缓解疼痛及肌肉痉挛，促进炎症消退。

（3）肘关节术后功能康复锻炼及活动保护。限位铰链设计，有限位角度盘，可按照个体需要调节角度，对肘关节运动进行控制，允许其在特定的角度内活动，使肘关节既可进行多角度稳定而全面的固定，又可让肘关节在多种角度范围内限位进行屈伸活动。

2. 适用范围

（1）肘关节软组织扭挫伤、拉伤的保守治疗及挛缩的预防。

（2）尺骨鹰嘴、桡骨小头、肱骨下段稳定性骨折或骨折术后康复期。

（3）创伤性肘关节滑膜炎、肘关节软骨损伤、肘关节韧带损伤修复术后等。

（4）肘关节屈曲挛缩。

3. **禁忌证** 患处对支具的主要材料过敏时，不宜直接使用。

4. **佩戴方法及步骤**

（1）支具需由专业的支具配制人员量身定制，依次解开所有的固定带（图 9-145，图 9-146）。

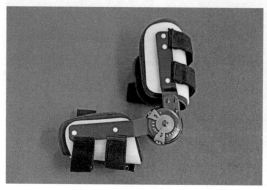

图 9-145 量身定制支具

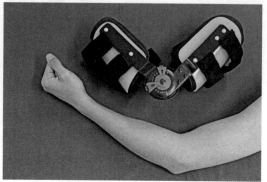

图 9-146 解开固定带

（2）将患肢穿入支具中，中间的两个圆形护垫对准肘关节内外侧，肘关节和刻度盘对齐，上臂固定托置于上臂位置，前臂固定托置于前臂位置。支具上端不要紧挨腋下，防止压迫腋下神经，下端距离腕骨 5～10 厘米（图 9-147）。系上所有的闭合固定带，依次将固定带拉紧后扣紧外壳粘扣，调整到合适的松紧度，固定好支具（图 9-148）。

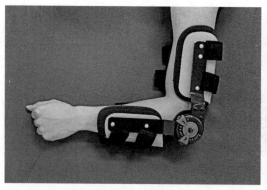

图 9-147 肘关节放入支具内

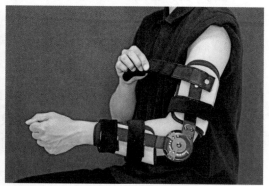

图 9-148 固定支具

（3）遵医嘱调整刻度盘到合适的肘关节屈伸活动度范围。调节角度时，按下角度调节按钮，滑到所需角度，松开按钮锁定角度（图9-149，图9-150）。

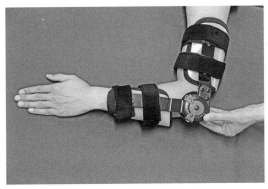
图 9-149　调节活动范围

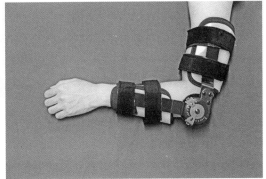
图 9-150　锁定刻度盘

（4）脱支具时，依次将固定带的粘扣松解，然后抽出患肢。

5. **注意事项**

（1）量身定制，选择合适尺寸的支具。

（2）放置支具位置要准确，松紧度适宜，松紧度以可伸入一个手指为宜，保证支具的有效固定。

（3）注意局部皮肤的清洁及护理。

（4）定时观察患肢疼痛、肿胀程度、感觉、运动等变化以及皮肤温度、颜色，避免损伤血管、神经，预防压疮。

（5）关节中心点须与刻度盘对齐，使支具活动轴与人体肘关节活动轴一致，以利于肢体活动。

（6）长期使用支具易导致肌肉萎缩、关节僵硬，患者还会产生依赖心理，因此，在佩戴支具期间，应加强适宜的功能锻炼，维持良好的关节活动范围，防止肌肉萎缩、关节僵硬。

6. **支具的维护**

（1）保持支具清洁、干燥。

（2）在使用支具时，支具的内外侧刻度盘的角度需一致，不然极易损坏支具。

（3）若支具有污迹，金属、塑料部分可用湿毛巾擦拭，干毛巾抹干，金属部分不可水洗，不可使用强腐蚀性液体清洗或浸泡。软性材料部分可用30℃以下的温水或冷水加温和的清洁剂采用手洗的方式清洗干净，不能用漂白剂或强效清洁剂，不可机洗。用毛巾拭干，或平放于阴凉处晾干备用。不可用挤或拧支具的方法除水，不可用吹风机吹干或放到烘干机里烘干，亦不可在阳光下暴晒，以免变形。

（4）不要将其靠近热源、火源。

（5）支具在通风、干燥的房间内室温下放置，与易燃品、化学腐蚀品等有害物质隔离。

（五）肩外展外旋矫形器的佩戴及使用

1. 作用

（1）保护受伤肢体，维持患肢于功能位，起到保护、固定、矫正的作用。

（2）缓解疼痛及肌肉痉挛，促进炎症消退。

2. 适用范围

（1）肩袖损伤、肩胛部上盂唇前后位损伤、肩部班卡特损伤术后。

（2）肩关节的脱位或半脱位、肩部软组织扭伤或修补术后。

（3）肩关节不稳或创伤。

3. 禁忌证

（1）患处对支具的主要材料过敏时，不宜直接使用。

（2）皮肤有溃疡的患者慎用。

4. 佩戴方法及步骤

（1）支具由专业的配制人员量身定制。穿戴时，取站位，健肢托住患肢屈肘90°，将前臂放置于外展枕的阶梯垫内。外展枕阶梯面向上，凹形内侧面中部对着髂前上棘放置，用固定带固定外展枕，其松紧度以外展枕不会前后上下随意移动为宜（图 9-151 ～ 图 9-153 ）。

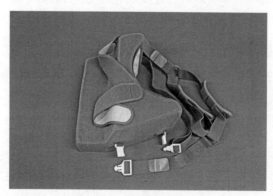

图 9-151　量身定制支具

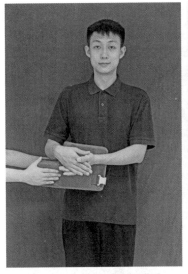

图 9-152　前臂置于外展枕

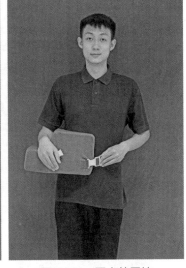

图 9-153　固定外展枕

（2）套上肩带，并与外展枕插扣固定，调整肩带长度、肩部及腋下衬垫的位置和松紧度，避免压迫臂丛神经。使肩关节处于肩外展 30°～45°、前屈 20°、前臂屈肘 90°的功能位（图 9-154，图 9-155）。

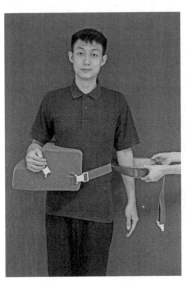

图 9-154　套上肩带

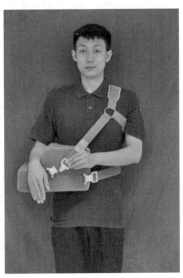

图 9-155　固定肩带

（3）分别固定前臂及肘部于舒适位（图 9-156～图 9-159）。

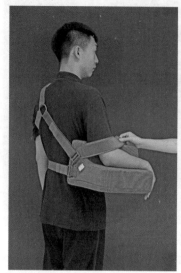

图 9-156　固定肘部

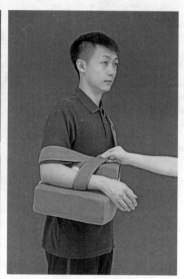

图 9-157　固定前臂

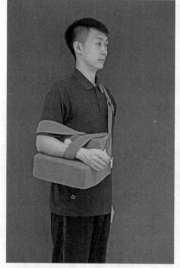

图 9-158　屈肘 90°

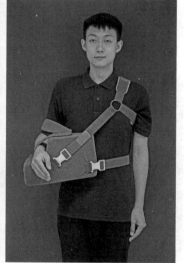

图 9-159　肩外展 30°～45°

（4）脱支具时，先解开肩带，再解开肘部及前臂固定带，健肢托住患肢，解开腰部固定带，取下外展枕即可。

5. 注意事项

（1）该支具请在医务人员的指导下使用。

（2）放置外展枕位置要准确，各固定带松紧度应适宜，保证支具的有效固定。

（3）注意局部皮肤的清洁及护理。夏季天气炎热时，腰部可放置腰部衬垫以保持局部清爽。睡眠时可将纯棉臂套套在前臂上，以吸汗透气。

（4）定时观察患肢疼痛、肿胀程度、感觉、运动等变化以及皮肤温度、颜色，避免损伤血管、神经，预防压疮。

（5）长期使用支具易导致肌肉萎缩、关节僵硬，患者还会产生依赖心理，因此，在佩戴支具期间，应加强适宜的功能锻炼，维持良好的关节活动范围，防止肌肉萎缩、关节僵硬。

6. 支具的维护

（1）保持支具清洁、干燥。

（2）若外展枕有污迹，可用湿毛巾擦拭，肩垫、腋下衬垫、腰部附垫和臂套可拆卸，用30℃以下的温水或冷水轻柔手洗，不可局部用力拧搓，不可使用漂白剂或强效清洁剂，不可机洗。

（3）平放于阴凉处晾干备用。不可用挤或拧的方法除水，不可放到烘干机里烘干，以免变形。

（4）避免日晒，远离火源。

（六）颈托的佩戴及使用

1. 作用

（1）制动颈椎，维持颈椎间、颈椎与枕骨的良好对线，减轻头部加在颈椎的重量，保持颈椎的稳定性。

（2）减少颈椎活动对血管、神经的摩擦刺激，控制急性期无菌性炎症的发展，促进炎症、水肿的消除和吸收。

2. 适用范围

（1）颈椎间盘突出症、颈椎骨折等疾病的保守治疗。

（2）颈椎手术后的固定、制动。

3. 禁忌证

患处对支具的主要材料过敏时，不宜直接使用。

4. 佩戴方法及步骤

（1）根据患者体型选择合适型号的颈托。①后片：上缘靠近枕骨、下缘靠近双肩；②前片：下颌可以完全放入颈托前片的下凹槽内，前片弧度与下颌贴合，左右两侧下颌与前片弧度相差小于1厘米（图9-160）。

（2）佩戴时，一人扶住头颈部，双手托住枕部并轻轻抬起枕部。将颈托后片通过近侧颈部向对侧插入，使后片上缘靠近枕骨、下缘靠近双肩。注意上缘应低于两侧耳郭，暴露耳郭皮肤，以防发生压疮（图9-161）。

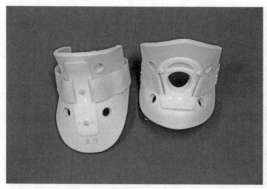

图 9-160　选择适宜的支具

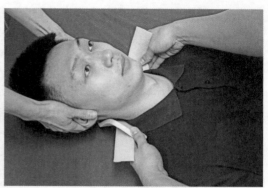

图 9-161　插入颈托后片

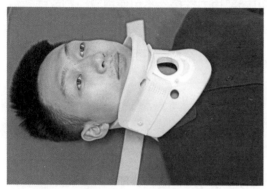

图 9-162　放入颈托前片

（3）将前托两侧稍微外展，从胸骨柄处将颈托前片向上推移，直到下颌部完全放入前托的下颌窝内。如患者的喉结较大，可在颈托前片喉结处垫一块纱布，以防压伤皮肤（图 9-162）。

（4）颈托前片边缘压住后片，从后面向前拉紧双侧粘胶带，调节适宜松紧度，以能放入一指为宜，粘好粘扣（图 9-163～图 9-168）。

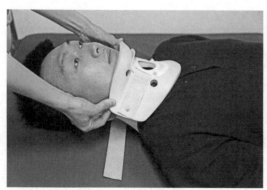

图 9-163　调节松紧度

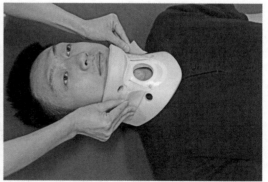

图 9-164　固定颈托

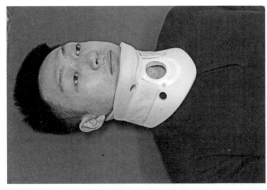

图 9-165　避免受压

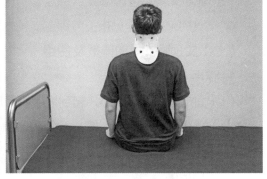

图 9-166　戴颈托坐起

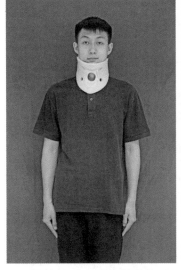

图 9-167　戴颈托前面观

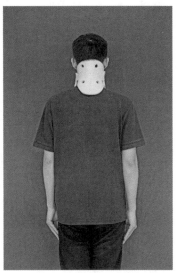

图 9-168　戴颈托后面观

5. 注意事项

（1）颈托的松紧度要适宜，佩戴后患者应无憋气、头晕等不适，以能放入一根手指为宜。

（2）检查颈椎运动限制的范围、可负重的程度。

（3）使用颈托时应注意观察患者的颈部皮肤状况，防止颈部、耳郭及下颌部皮肤破损，应定时清洁颈托和局部皮肤。

（4）佩戴颈托期间不宜双肩同时负重，避免强行扭转颈部。

（5）避免跌倒、摔伤。

（6）颈托作为术后的辅助支撑，一定要先佩戴好以后，患者再坐起或下床，直到卧床后方可去掉颈托，翻身时应轴线翻身。

（7）佩戴期间应遵医嘱。

6. 支具的维护（详见指关节固定支具维护）。

（七）头颈胸支具的佩戴及使用

1. 作用

（1）固定头、颈、胸部，起到治疗或术后外固定的作用，保持颈椎的稳定性。

（2）减少颈椎活动对血管、神经的摩擦刺激，控制急性期无菌性炎症的发展，促进炎症、水肿的消除和吸收。

2. 适用范围

（1）颈椎（寰椎、枢椎除外）损伤后的保守治疗及术后的固定、康复治疗。

（2）高位胸椎损伤固定。

（3）颈椎病的治疗。

3. 禁忌证

患处对支具的主要材料过敏时，不宜直接使用。

4. 佩戴方法及步骤

（1）头颈胸支具由前片和后片构成，由专业的配制人员量身定制。前片与患者的下颌、颈、前胸相吻合，后片与患者的头、颈、胸后部相吻合（图9-169，图9-170）。

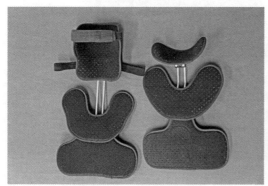 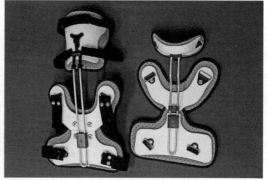

图9-169　支具内面观　　　　　　图9-170　支具外面观

（2）轴线翻身侧卧，放入头颈胸支具后片。支具后片的最低点应在肋缘部位，枕骨托应托住枕骨，使患者的头、颈、胸后部完全置于支具的后片内（图9-171）。

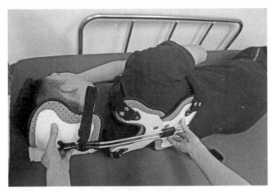

图 9-171　放入支具后片

（3）轴线翻身平卧位，放上头颈胸支具前片，前片的下部置于患者的前胸，最低点应在肋缘部位，下颌骨前缘应完全贴合支具前片的下颌托，粘扣固定（图 9-172 ~ 图 9-175）。

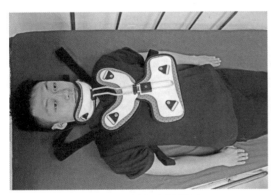

图 9-172　放入支具前片

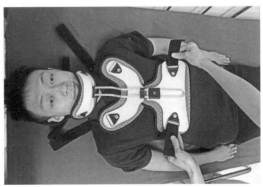

图 9-173　调节胸腹部松紧度并固定

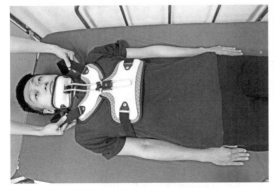

图 9-174　调节肩部松紧度并固定

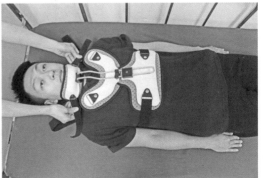

图 9-175　调节下颌松紧度并固定

（4）枕骨托延伸带完全贴合加绕在患者额头上以固定额头，调节适宜的松紧度，以能放入一根手指为宜（图9-176）。

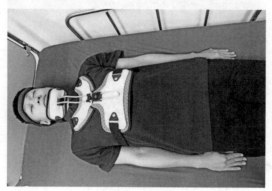

图 9-176　固定额头

（5）颈椎的前倾后仰角度可通过调节支具前片的支架高度实现（图9-177～图9-180）。

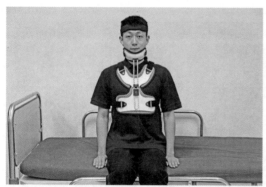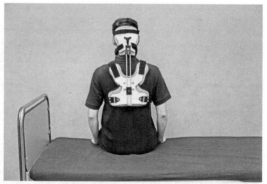

图 9-177　坐位前面观　　　　　　　　　　　　图 9-178　坐位后面观

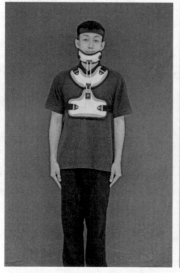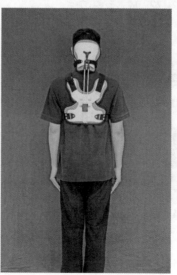

图 9-179　站位前面观　　　　　　图 9-180　站位后面观

5. 注意事项

（1）支具的松紧度要适宜，避免引发心肺不适。

（2）注意观察患者的枕部、下颌部、腰背部皮肤状况，可在下颌固定托处垫一块纱布，防止局部皮肤受压。

（3）佩戴期间不宜双肩同时负重，且应以直立行走为主。

（4）避免跌倒、摔伤。

（5）佩戴及摘除支具时应保持卧位，佩戴期间应遵医嘱。

6. 支具的维护（详见腕关节固定支具维护）。

（八）胸腰骶矫形器的佩戴及使用

1. 作用

（1）固定、限制胸腰椎活动。

（2）减轻疼痛，保护胸腰椎。

（3）矫正脊柱侧凸、畸形。

2. 适用范围

（1）胸腰椎压缩骨折者的保守治疗。

（2）胸腰椎术前术后的固定，如胸腰椎骨折、腰椎滑脱、腰椎管狭窄症等。

（3）脊柱侧凸、畸形。

3. 禁忌证

（1）对支具的主要材料过敏者禁用。

（2）精神病患者禁用。

（3）成骨不全者禁用。

（4）受力点存在感染或压疮Ⅱ度患者慎用。

（5）不稳定骨折者慎用。

4. 佩戴方法及步骤

（1）胸腰骶矫形器由前片和后片构成，由专业的配制人员量身定制（图9-181，图9-182）。

（2）轴线翻身侧卧，放入胸腰骶矫形器后片。支具后片上缘位置由病情决定：第10胸椎及以上节段病变者后片上缘与肩齐平，第6胸椎及以上病变者，肩上还需尼龙带与前片扣住。后片下缘位于臀裂处，以不影响坐姿为宜（图9-183）。

（3）轴线翻身平卧位，放上胸腰骶矫形器前片。前片上凹缘应平胸骨柄，下缘位于耻骨联合上缘 3 厘米左右，以屈髋不受限制为宜（图 9-184）。

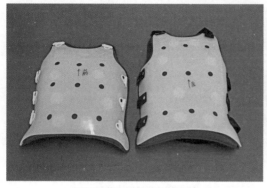

图 9-181　矫形器外面观

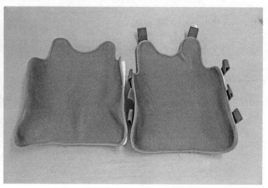

图 9-182　矫形器内面观

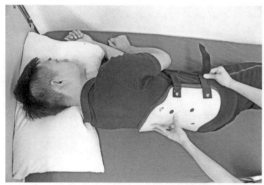

图 9-183　放入矫形器后片

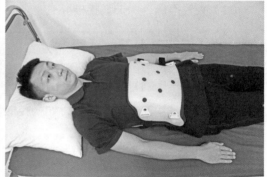

图 9-184　放入矫形器前片

（4）前、后片侧边上缘位于腋前线顶点下，以不影响患者上肢活动为宜，下缘位于髂前上棘上，以不影响髋关节活动为宜。

（5）粘好粘扣固定，调节适宜的松紧度（图 9-185 ~ 图 9-190）。

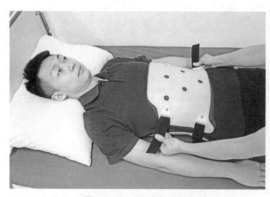

图 9-185　固定矫形器

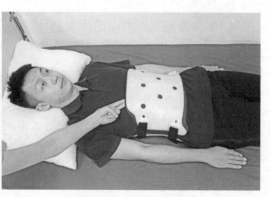

图 9-186　调节松紧度

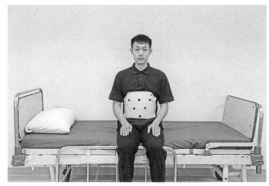

图 9-187　坐位前面观

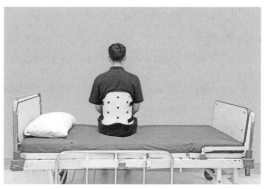

图 9-188　坐位后面观

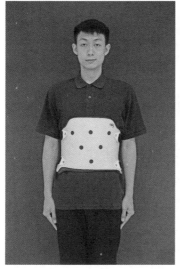

图 9-189　站位前面观

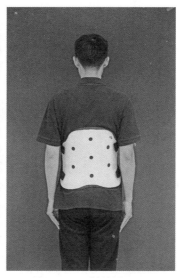

图 9-190　站位后面观

5. 注意事项

（1）矫形器的松紧度要适宜，以能放入一根手指为宜，女性患者注意避免压迫乳房。

（2）佩戴及摘除矫形器时必须保持卧位。

（3）坐位、站位以及采取其他躯干受力的体位时需要佩戴矫形器，卧床时无须佩戴。

（4）佩戴矫形器期间禁止剧烈运动或进行重体力活动。

（5）避免弯腰拾物，可蹲下拾物。

（6）避免跌倒，防止摔伤。

（7）应先佩戴矫形器后片再佩戴前片，前片边缘压住后片，摘除时应先摘除前片，再摘除后片。

（8）注意观察有无皮肤压迫，每天检查皮肤，避免皮肤磨损。

6. 矫形器的维护（详见腕关节固定支具维护）。

（九）腰围的佩戴及使用

1. 作用

（1）限制腰椎的屈曲活动，减轻腰椎间隙的压力以及对神经根的压迫与刺激。

（2）减少腰部肌肉的劳损，缓解肌肉痉挛，从而起到保护患者腰部、缓解局部疼痛的作用。

2. 适用范围

（1）急慢性腰部疼痛，急性腰部扭伤，腰椎骨折、脱位。

（2）各类腰部手术后需要腰部制动者。

（3）腰椎间盘突出症，根性坐骨神经痛。

（4）辅助物理治疗及康复。

3. 禁忌证

（1）孕妇禁用。

（2）腰部有皮肤损伤或对支具主要材料过敏者，不宜直接使用。

4. 佩戴方法及步骤

（1）根据患者体型选择合适型号的腰围，上缘位于肋下缘，下缘位于臀裂处（图9-191，图9-192）。

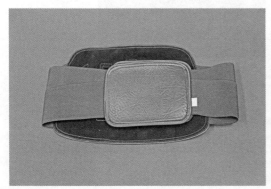 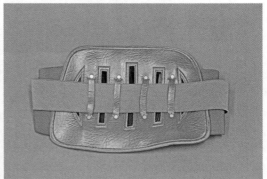

图 9-191　选择适宜的腰围　　　　　　　图 9-192　解开固定带

（2）卧位时佩戴：正确定位，将腰围平整塞入腰背部，拉至腹部固定（图9-193，图9-194）。

（3）双手同时将侧托带向外侧拉紧，并固定于腹部（图 9-195～图 9-198）。

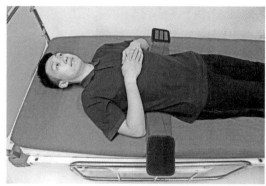

图 9-193　放入腰围

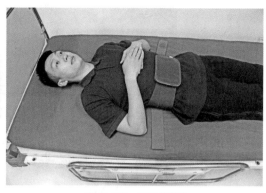

图 9-194　固定腰围

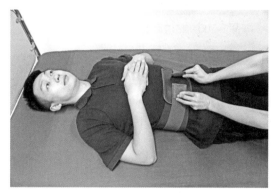

图 9-195　固定加强带

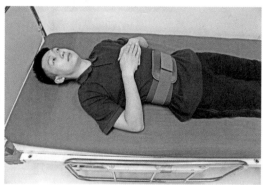

图 9-196　调整松紧度

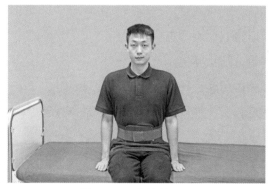

图 9-197　坐位前面观

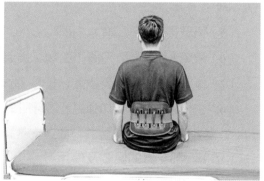

图 9-198　坐位后面观

（4）站位时佩戴：患者抬头挺胸收腹，检查腰围正反方向及上下位置。展开腰围，患者两手持腰围两端由后向前将胶带拉紧固定（图 9-199，图 9-200）。

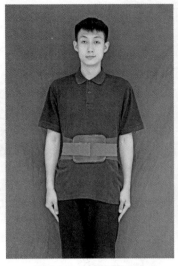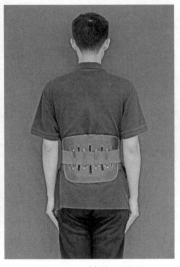

图 9-199　站位前面观　　　　图 9-200　站位后面观

5. 注意事项

（1）佩戴腰围应松紧适宜。

（2）术后患者佩戴腰围时，一定要先佩戴好腰围后再坐起或下床，重新卧床后再去掉腰围。

（3）注意观察患者受压皮肤有无压红、疼痛以及肢体有无肿胀、麻木等症状。

（4）佩戴腰围后不宜在短期内进食大量食物，否则容易导致胃部不适，甚至出现恶心、呕吐。

（5）佩戴腰围期间不宜双肩同时负重，应以直立行走为主。

（6）避免弯腰拾物，可蹲下拾物。避免跌倒，防止摔伤。

（7）佩戴腰围的时间要适宜，长时间佩戴腰围可能会导致患者腰背肌肉萎缩。

（8）去掉腰围后，要加强患者腰背肌的锻炼，尽快恢复肌力，增强腰部的稳定性。

6. 支具的维护（详见腕关节固定支具维护）。

（十）髋部支具的佩戴及使用

1. 作用

（1）保持髋关节外展及屈髋角度。

（2）防止髋关节置换术后假体脱位。

2. 适用范围

（1）髋关节置换术后。

（2）肌力不正常及对防假体脱位注意事项依从性较差的髋关节置换术后者，例如帕金森病、脑卒中后遗症、阿尔茨海默病患者等。

3. 禁忌证

（1）对支具的主要材料过敏者禁用。

（2）受力点存在感染或压疮Ⅱ度患者慎用。

4. 佩戴方法及步骤

（1）支具由专业的支具配制人员量身定制，依次解开所有的固定带支具前后面现如图 9-201、图 9-202 所示。

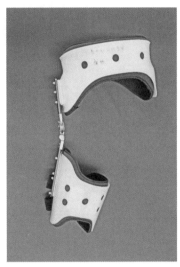 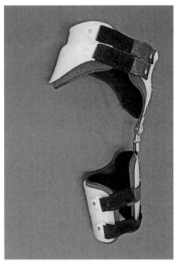

图 9-201　支具前面观　　　　　　图 9-202　支具后面观

（2）患者取卧位，伸直患肢，先穿腰环部，后穿腿环部，魔术贴固定带依次固定。松紧度以可伸进一根手指为宜，髋部外展角度和屈髋角度遵医嘱（图 9-203，图 9-204）。

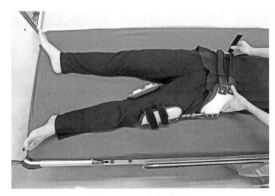 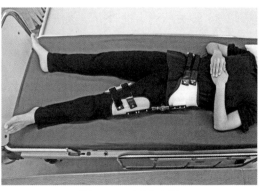

图 9-203　穿入支具　　　　　　　图 9-204　固定支具

（3）遵医嘱扶拐或助行器站立行走（图9-205）。

（4）脱支具时，依次将固定带的粘扣松解，然后取出支具。

5. 注意事项

（1）支具的松紧度要适宜，以可以伸进一根手指为宜。

（2）佩戴及摘除支具时必须保持卧位。

（3）避免弯腰拾物，预防跌倒/摔伤及髋关节脱位。

（4）注意观察有无皮肤压迫，避免皮肤磨损。

6. 支具的维护（详见腕关节固定支具维护）。

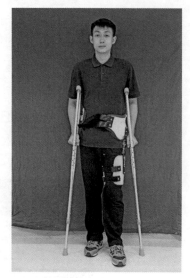

图9-205　遵医嘱扶拐

（十一）可调式膝关节支具的佩戴及使用

1. 作用

（1）保护膝关节，维持膝关节的稳定，避免膝关节过度屈伸、内收、外展，防止加重损伤或继发改变。

（2）缓解疼痛及肌肉痉挛，促进炎症消退。

（3）提供固定，以利于组织修复。

（4）支具的限位铰链设计，使膝关节既可进行多角度稳定而全面的固定，又可在多种角度范围内进行限位屈伸活动。

2. 适用范围

（1）膝关节及周围软组织急慢性损伤。

（2）膝关节韧带、半月板损伤或修复术后。

（3）膝关节稳定性骨折、创伤性膝关节滑膜炎、膝关节软骨损伤、膝关节不稳等要求限制膝关节活动范围者。

3. 禁忌证

患处对支具的主要材料过敏者，不宜直接使用。

4. 佩戴方法及步骤

（1）根据患者肢体的长短、大腿及小腿的腿围，由专业的配制人员量身定制，长度以腹股沟下5厘米至外踝上5厘米为宜。患者取卧位，依次解开所有的固定带（图9-206，图9-207）。

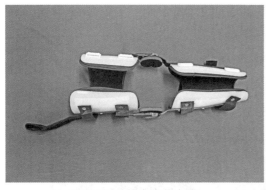

图 9-206　量身定制支具

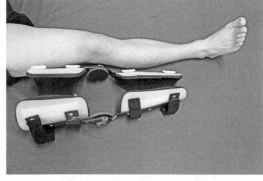

图 9-207　解开固定带

（2）将患肢伸直平放入支具内，放入肢体时注意支具中间的两个圆形护垫应对准膝关节内外侧，膝关节和刻度盘对齐（图 9-208，图 9-209）。

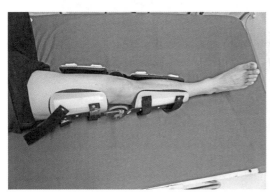

图 9-208　患肢放入支具

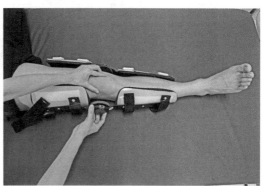

图 9-209　护垫对准膝关节向外侧

（3）系上所有的固定带，依次将固定带拉紧后扣紧外壳粘扣，调整合适的松紧度，固定好支具（图 9-210，图 9-211）。

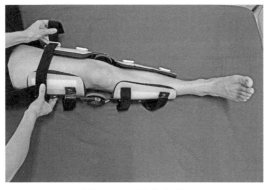

图 9-210　固定支具

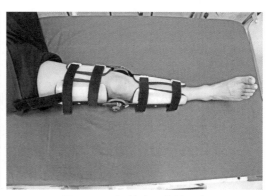

图 9-211　调整合适的松紧度

（4）遵医嘱调整刻度盘到合适的膝关节屈伸活动度范围。调节角度时，按下角度调节按钮，滑到所需角度，松开按钮锁定角度（图 9-212）。

（5）遵医嘱扶拐站立行走（图 9-213）。

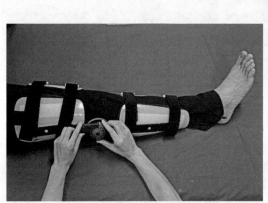

图 9-212　调整活动度范围

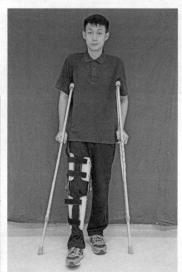

图 9-213　扶拐站立行走

（6）脱支具时，依次将固定带的粘扣松解，然后抽出患肢。

5. 注意事项（详见可调式肘关节支具注意事项）。

6. 支具的维护（详见可调式肘关节支具维护）。

（十二）充气式步行器支具的佩戴及使用

1. 作用

（1）将足部负重转移至髌骨韧带处，减轻足跟部负重，保护受伤部位，利于患处的修复，以尽早下床活动锻炼，减少卧床时间。

（2）保护踝关节，维持膝关节的稳定，避免踝关节过度屈伸、内收、外展，防止加重损伤或继发改变。

（3）缓解疼痛及肌肉痉挛，促进炎症消退。

2. 适用范围

（1）跟腱断裂术后、足部骨折术后、跟骨骨折术后。

（2）踝关节韧带损伤或修复术后。

（3）踝关节稳定性骨折、踝关节创伤性关节炎、踝关节不稳等要求限制踝关节活动范围者。

3. 禁忌证

患处对支具的主要材料过敏者，不宜直接使用。

4. 佩戴方法及步骤

（1）患者取卧位或坐位，依次解开所有的固定带，取出内套（图9-214）。

（2）将患肢放入内套内固定，根据病情将适宜厚度的足跟垫放在外套跟部，用双面胶贴固定（图9-215，图9-216）。

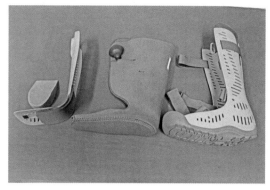

图 9-214　量身定制支具

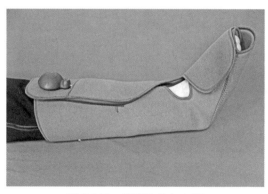

图 9-215　将患肢放入内套

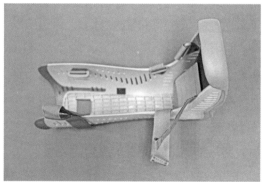

图 9-216　放置足跟垫

（3）将患肢放入外套，放上前方盖板，露出充气泵。先固定踝关节，将踝关节固定于合适角度，再由上而下依次固定整个支具（图9-217～图9-220）。

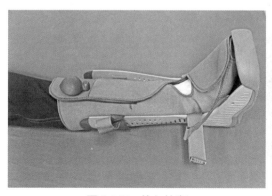

图 9-217　放入外套

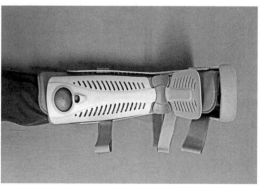

图 9-218　放前方盖板

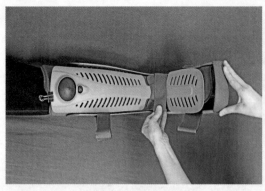

图 9-219　固定踝部

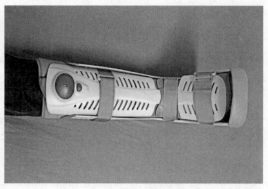

图 9-220　固定支具

（4）按下"＋"按钮充气达到适宜气压，压力以支具稳固套住小腿为宜，下地时注意防跌倒（图 9-221）。

（5）遵医嘱扶拐站立行走（图 9-222）。

（6）脱支具时，按下"－"按钮将内套内的气体排出，依次将固定带松解，然后抽出患肢（图 9-223）。

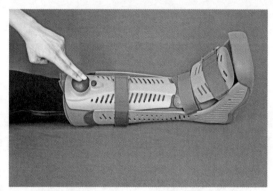

图 9-221　按下"＋"按钮充气

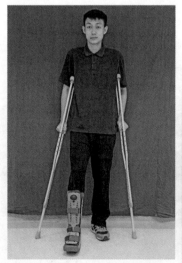

图 9-222　扶拐站立行走

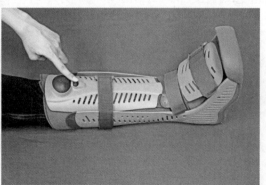

图 9-223　按下"－"按钮排气

5. 注意事项（详见腕关节固定支具注意事项）。

6. 支具的维护（详见腕关节固定支具维护）。

（十三）动踝矫形支具的佩戴及使用

1. 作用

（1）可根据病情调节踝关节的活动范围，维持踝关节于适宜体位，增加稳定性，以利于组织修复。

（2）保护踝关节，维持膝关节的稳定，避免踝关节过度屈伸、内收、外展，防止加重损伤或继发改变。

（3）缓解疼痛及肌肉痉挛，促进炎症消退。

2. 适用范围

（1）跟腱断裂术后、足部骨折术后、跟骨骨折术后。

（2）踝关节韧带损伤或修复术后。

（3）踝关节稳定性骨折、踝关节创伤性关节炎、踝关节不稳等要求限制踝关节活动范围者。

3. 禁忌证

患处对支具的主要材料过敏者，不宜直接使用。

4. 佩戴方法及步骤

（1）根据患者肢体情况由专业的配制人员量身定制。遵医嘱调整刻度盘到合适的踝关节屈伸活动度范围。患者取卧位或坐位，依次解开所有的固定带（图 9-224，图 9-225）。

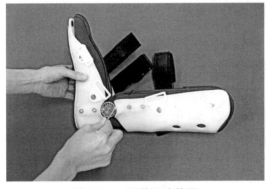
图 9-224　调整活动范围

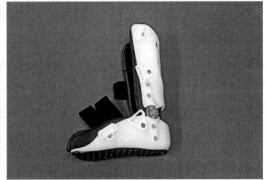
图 9-225　解开固定带

（2）将患肢放入内套内，固定固定带，先固定踝关节，再由下而上依次固定整个支具（图 9-226，图 9-227）。

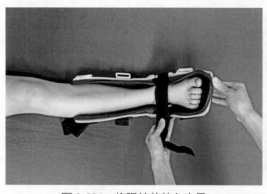
图 9-226　将踝关节放入支具

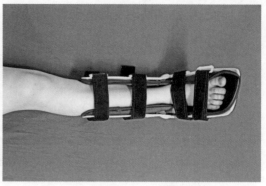
图 9-227　固定支具

（3）遵医嘱扶拐站立行走（图 9-228）。

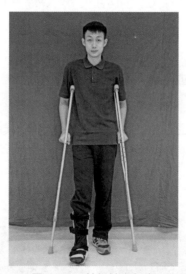
图 9-228　扶拐站立行走

（4）脱支具时，依次将固定带松解，然后取出支具即可。

5. 注意事项（详见腕关节固定支具注意事项）。

6. 支具的维护（详见腕关节固定支具维护）。

（十四）8 字形束带护踝支具的佩戴及使用

1. 作用

（1）保护踝关节，维持膝关节的稳定，避免踝关节过度屈伸、内收、外展，防止加重损伤或继发改变。

（2）缓解疼痛及肌肉痉挛，促进炎症消退。

2. 适用范围

（1）踝关节软组织损伤、稳定性骨折愈合后期。

（2）踝关节韧带损伤或修复术后康复期。

（3）踝关节稳定性骨裂、踝关节创伤性关节炎、踝关节不稳等要求限制踝关节活动范围者。

3. 禁忌证

患处对支具的主要材料过敏者，不宜直接使用。

4. 佩戴方法及步骤

（1）根据患者体格选择相应型号的支具，患者取卧位或坐位，解开 8 字形束带及系带（图 9-229，图 9-230）。

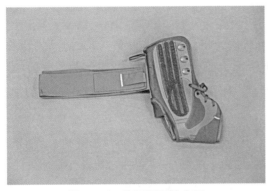

图 9-229　选择适宜的支具

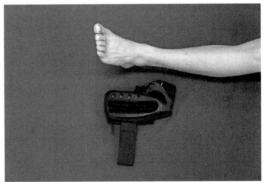

图 9-230　解开束带及系带

（2）将脚伸入支具内，足跟稳固地放在足跟开口处，调节网状前开口置于脚面上，用系带将支具束紧（图 9-231，图 9-232）。

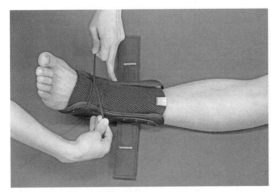

图 9-231　将踝关节放入支具

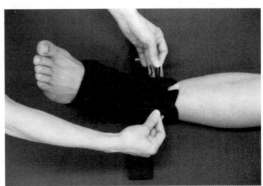

图 9-232　系带束紧支具

（3）将8字形束带的内侧束带从足背绕过至脚底，束带末端粘于足外侧的魔术贴上，束带绕过足背时注意避免压迫足背动脉（图9-233，图9-234）。

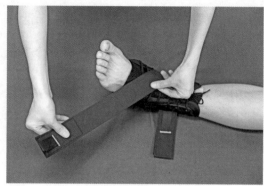

图9-233　内侧束带从足背绕过

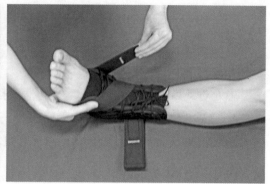

图9-234　固定内侧束带

（4）将8字形束带的外侧束带绕过足背至脚底，将束带末端粘于护踝外侧面的魔术贴上，站立使支具负重，使用手指拉环调节8字形束带至平整及保持张力（图9-235～图9-238）。

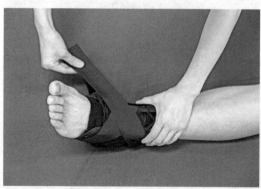

图9-235　外侧束带过足背

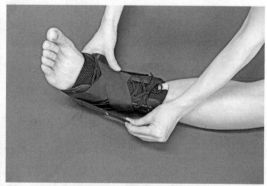

图9-236　固定外侧束带

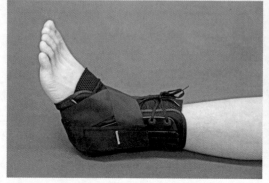

图9-237　调整松紧度

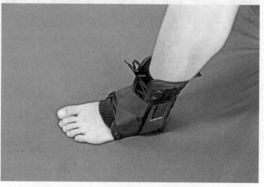

图9-238　调节束带至平整及保持张力

（5）遵医嘱扶拐站立行走（图 9-239）。

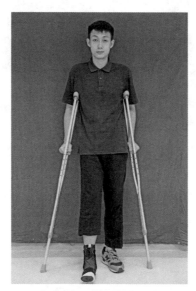

图 9-239　扶拐站立行走

（6）脱护踝时，先将 8 字形束带解开，再松开系带，抽出患肢。

5. 注意事项（详见指关节固定支具注意事项）。

6. 支具的维护（详见指关节固定支具维护）。

（十五）跚外翻矫正带及前足免负重鞋的穿戴及使用

1. 作用

（1）矫正跚趾力线。

（2）通过悬空前足和后移重心，释放前足压力。

2. 适用范围

（1）跚外翻矫形术后。

（2）跚囊炎、重迭趾、锤状趾、小趾囊炎等。

（3）各种原因引起的足趾前部或下部皮肤破溃患者的减压处理。

（4）足部跖骨及跖骨骨折患者早期下地时的患处免负荷处理。

3. 禁忌证

患处过敏时，不宜直接使用。

4. 佩戴方法及步骤

（1）根据患者体格选择相应规格型号的支具。患者取卧位或坐位，固定脚掌绑带于脚背（图 10-240，图 10-241）。

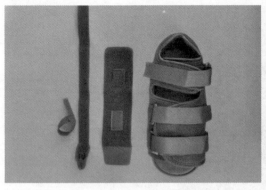

图 10-240　选择适宜的支具

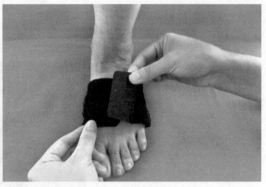

图 10-241　固定脚掌绑带

（2）将姆趾拉带穿过脚掌绑带内侧的孔，穿姆趾套，再经足后粘贴拉带于脚掌绑带外侧，维持姆趾外翻生理角度，力度不宜过大（图 10-242，图 10-243）。

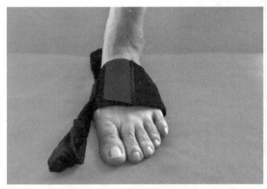

图 10-242　姆趾拉带穿孔

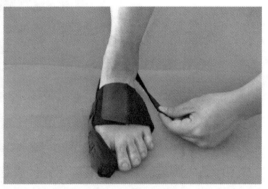

图 10-243　固定姆趾拉带

（3）需要对其他足趾进行矫正时，另使用小趾套。将小趾套套在需要矫正的足趾上，按照治疗要求向特定方向拉伸固定魔术贴于脚掌绑带上（图 10-244，图 10-245）。

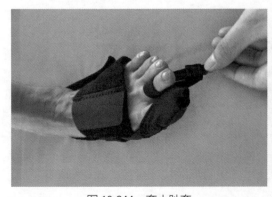

图 10-244　套小趾套

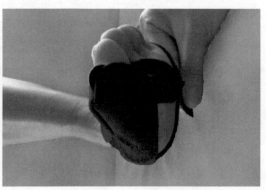

图 10-245　固定于脚掌绑带

（4）将前足免负重鞋固定带解开，患足平放入前足免负重鞋内，足后跟贴合鞋跟（图 10-246，图 10-247）。

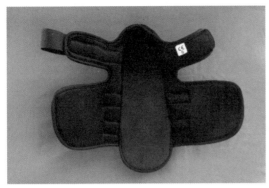
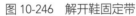

图 10-246　解开鞋固定带

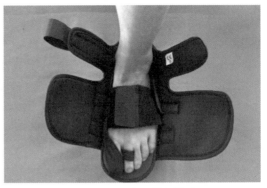

图 10-247　患足放入鞋内

（5）固定带穿过搭扣，粘贴魔术贴固定前足免负重鞋（图 10-248，图 10-249）。

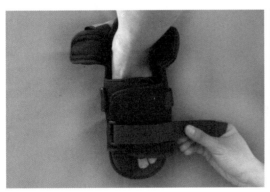

图 10-248　魔术贴粘贴固定带

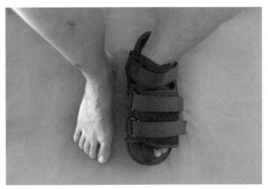

图 10-249　遵医嘱站立行走

（6）脱支具时，解开系带，抽出患足即可。

5. 注意事项（详见指关节固定支具注意事项）

6. 支具的维护（详见指关节固定支具维护）

朱永展、谭艳庆、熊惠秀

第十章 制作居家简易康复器具

骨折患者居家康复时间长，制作必要的简易康复器具可以帮助其更好地进行居家训练，恢复机体功能，避免并发症。可自行居家制作的简易康复器具有：滑轮吊环训练器、颈椎牵引器、绳梯、肩抬举训练器、分指板股四头肌训练板、足踝训练带、简易日常生活活动（ADL）训练板、防足下垂／内外翻丁字鞋。

手机扫描二维码，跟视频学居家简易康复器具制作

一、滑轮吊环训练器

1. **适用人群** 上肢骨折损伤后期关节不灵活、肩颈酸痛人群。

2. **材料** 62厘米的PVC电线管2根、牵引绳2根（长度适宜）、空调海绵管2段（直径与电线管相等）、250厘米实心绳（直径6厘米）1条、调节板1个、滑轮2个、狗扣2个、长钉2根、弹簧钢管（直径比电线管略小、长度相等或略长）、锤子、剪电线管的剪刀、卷尺。

3. **制作方法**

（1）用卷尺在电线管两端20厘米处、23厘米处取点（图10-1）。

（2）把弹簧钢管套进电线管内，在电线管两端23厘米处分别塑形（图10-2）。

（3）用剪刀在电线管20厘米处进行切割（图10-3）。

（4）把裁好的电线管套进空调海绵管内（图10-4）。

（5）把牵引绳穿入电线管，8字结固定（图10-5，图10-6）。

（6）依此制作另一个把手（图10-7）。

（7）把实心绳一端穿入狗扣，8字结固定，另一端依次穿入的顺序为：两个滑轮→调节板的第一个洞→狗扣→第三个洞→第二个洞，然后8字结固定（图10-8～图10-10）。

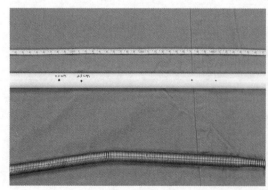

图 10-1　取点

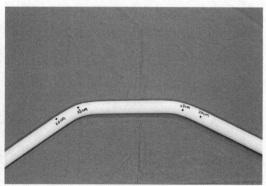

图 10-2　塑形

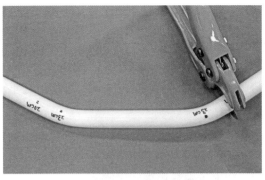

图 10-3　裁管

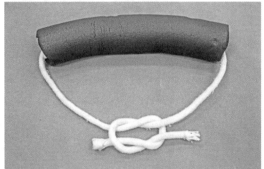

图 10-4　套管

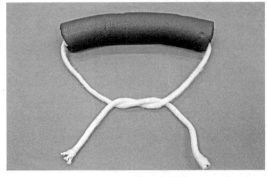

图 10-5　穿入牵引绳

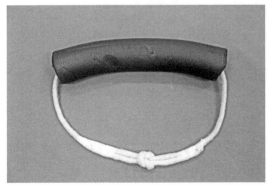

图 10-6　8 字结固定

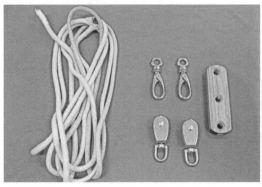

图 10-7　把手制作完成

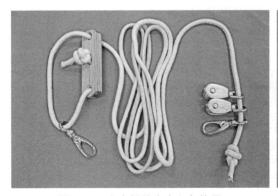

图 10-8　吊环制作物品

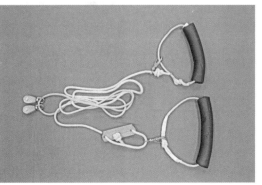

图 10-9　实心绳依次穿入各物品

图 10-10　吊环制作完成

（8）用锤子和长钉把两个滑轮固定在墙上，两个狗扣分别扣上一个把手，利用健侧肢去带动患侧肢进行运动；也可以一个狗扣绑上沙袋等重物进行患肢的负重练习（图10-11）。

4. **注意事项**　牵引器固定要牢固，锻炼时为避免肌肉拉伤，不可单臂突然用力、撤力；患侧手抓握不稳者可佩戴固定手套训练（图10-12）。

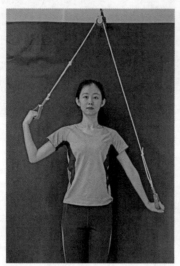 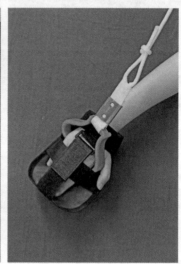

图 10-11　拉力训练　　　　　图 10-12　佩戴固定手套

二、颈椎牵引器

1. **适用人群**　落枕、颈椎病患者。

2. **材料**　绳子2根（分别长约0.5米和2米）、家庭常用毛巾2条、1～10千克的重物（沙袋、石块、砖块等）、狗扣1个、滑轮/圆铁环2个（图10-13）。

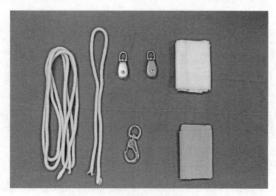

图 10-13　颈椎牵引器制作材料

3. 制作方法

（1）用绳子把两条毛巾首尾绑起来（绑定要牢固），结成一个大圈（注意两条毛巾一边长一边短）（图10-14）。

（2）用短绳的两头分别系牢在毛巾的两个绑结处（图10-15）。

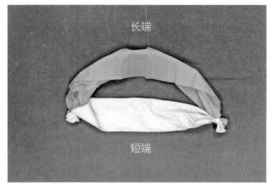

图 10-14　两条毛巾首尾绑起来

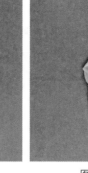

图 10-15　短绳系于两个绑结处

（3）把2个滑轮/圆铁环间隔一定距离固定在房梁或墙壁上（固定要牢固），长绳一头绑在短绳中间，另一头穿过滑轮/圆铁环，系上狗扣（图10-16），在挂钩上挂上内装重物的网袋或篮子即可。

（4）牵引者坐于牵引器正下偏前方，把两条毛巾结成的大圈套进头部，长端在前，托住下颌处，头稍后仰，短端在后，托住枕部，毛巾两边长度相等，长绳经过滑轮另一端挂上重物悬空牵引即可。重量可从4千克开始逐渐增加，直至感觉舒适为宜（图10-17）。

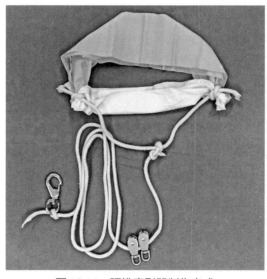

图 10-16　颈椎牵引器制作完成

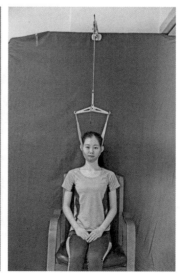

图 10-17　坐位牵引

4. 注意事项

（1）制作过程的绑结要牢固，不可松脱。

（2）使用过程中必须有人陪伴。

（3）铁钩或滑轮要固定牢固，牵引绳要在滑轮内道。

（4）牵引过程中不能屏住呼吸或与之对抗。

（5）要保证牵引带两边长度相等、力量相同。

（6）牵引带的松紧适宜，长端不能卡住喉部，以免压迫颈动脉。

（7）牵引过程中如觉不适，应立即停止牵引。

（8）每次牵引 15 ~ 30 分钟，每天 1 ~ 2 次，每个疗程 10 ~ 15 天。

三、绳梯

1. 适用人群　肩部骨折、一侧上肢骨折或截肢人群。

2. 材料　300 厘米实心绳（直径 6mm）1 条、20 厘米 PVC 电线管 5 条、制作板、电钻、钉子（图 10-18）。

3. 制作方法

（1）在 PVC 电线管上定位（确定两点在同一水平线上），每根 PVC 管定位要一致（图 10-19）。

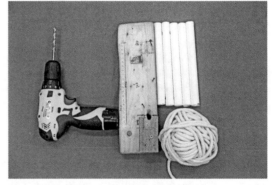

图 10-18　制作绳梯的材料

（2）把定好位的电线管放置在制作板上，先用钉子开洞（洞眼要大），再用电钻开洞（图 10-20）。

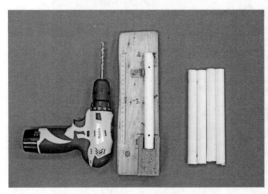

图 10-19　定位

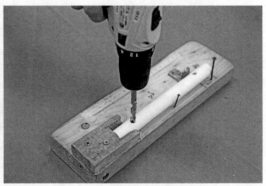

图 10-20　开洞

（3）把实心绳穿入电线管的两个洞眼（注意绳子两边等长），在洞眼上方打结（8字结，打结方法参照滑轮吊环训练器的制作）（图 10-21）。

（4）依此方法把其余 4 根电线管穿入，注意两级梯之间距离相等（图 10-22）。

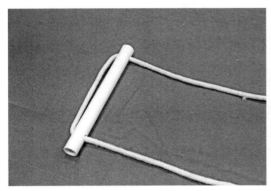

图 10-21　穿绳

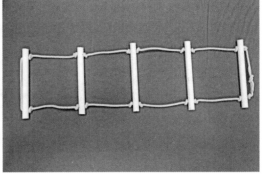

图 10-22　绳梯制作完成

（5）把绳梯固定在墙上可以进行爬行训练，锻炼肩部的拉伸运动；也可以固定在床尾，协助单侧上肢骨折或截肢者起床（图 10-23）。

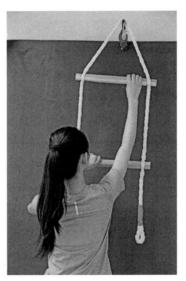

图 10-23　爬行训练

4. 注意事项　绳梯固定要牢靠，以免脱落。

四、肩抬举训练器

1. 适用人群　上肢抬举力量不足人群。

2. **材料**　木板一块（50 厘米 × 50 厘米），圆木棍一根（直径 2.8 厘米，长约 1 米），长钉子 10 个，铁锤 1 个（图 10-24）。

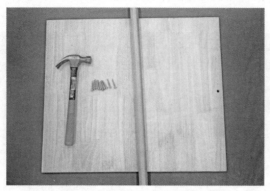

图 10-24　肩抬举训练器制作材料

3. **制作方法**

（1）分别把大钉子用铁锤依次钉在木板两边（钉子与钉子之间垂直且间隔的距离一致）；也可以直接把钉子固定在墙上（高度根据个人身高决定）（图 10-25，图 10-26）。

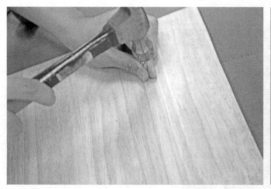

图 10-25　把钉子钉在木板上

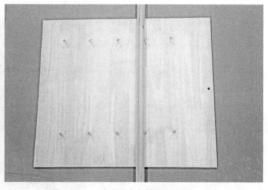

图 10-26　钉子之间间隔距离一致

（2）把木板固定在合适高度（固定牢靠），把圆木棍置于同一水平的 2 个钉子上，逐级上抬，训练上肢抬举功能，也可在圆木棍两端悬挂沙袋或其他重物，以增加阻力（图 10-27）。

4. **注意事项**　钉子固定要坚固，不能松脱；训练时木板的固定位置要牢固，以免训练时发生意外。

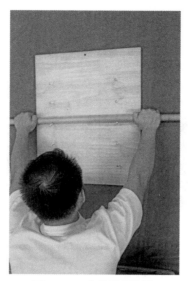

图 10-27　上肢抬举训练

五、分指板

1. 适用人群　手指断裂适合术后导致手指屈曲、挛缩的患者。

2. 材料　薄木板或塑料板 1 块、尼龙搭扣 1 条（长约 35 厘米）、标记笔、工具刀、剪刀（图 10-28）。

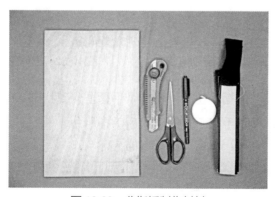

图 10-28　分指板制作材料

3. 制作方法

（1）以伤者手形大小为依据，先在板上画出手的轮廓，在各指间关节及手腕两边做好标记（图 10-29，图 10-30）。

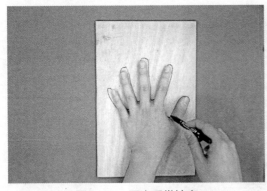

图 10-29　画出手掌轮廓

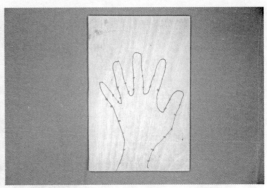

图 10-30　标记各指间关节和手腕两边

（2）把板进行外形加工，在标记处切开口，磨平边缘（图 10-31）。

（3）把尼龙搭扣裁剪成 5 厘米长的 5 份，分别穿入两手指间关节切口处，另裁剪成 10 厘米长的 1 份穿入手腕两边切口处（图 10-32）。

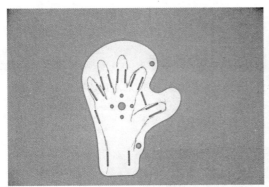

图 10-31　用工具刀加工外形，在标记处切开口

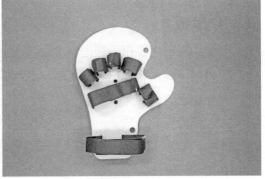

图 10-32　把尼龙搭扣穿入各切口处

（4）把手指放入相应的指槽位置，使 5 个手指呈分离状态，并根据手指的大小和痉挛程度来调整松紧度，预防手指断裂缝合术后手指屈曲、挛缩，训练手指正常伸展（图 10-33）。

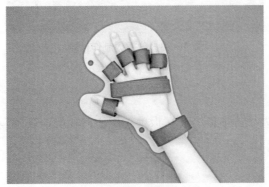

图 10-33　佩戴分指板

4. 注意事项　每次穿戴 20 分钟左右。

六、股四头肌训练板

1. 适用人群　膝关节活动受限人群。

2. 材料　长方体木棍 5 根（20 厘米 ×2.5 厘米 ×1.5 厘米）、长木板 1 块（80 厘米 ×20 厘米 ×1.5 厘米）、中木板 1 块（50 厘米 ×20 厘米 ×1.5 厘米）、短木板 1 块（30 厘米 ×20 厘米 ×1.5 厘米）、玻璃胶 1 瓶、小钉子 24 个、电钻 1 个、小合页 4 个（图 10-34）。

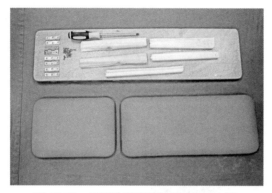

图 10-34　股四头肌训练板制作部分材料

3. 制作方法

（1）把中木板和短木板边缘磨平，用布包裹好（图 10-35）。

（2）在长木板一端依次把 5 根木棍用玻璃胶固定好（也可用钉子固定好），间隔距离约为 5 厘米（图 10-36）。

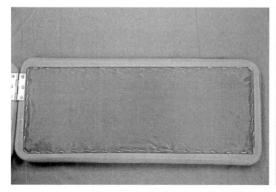

图 10-35　把中木板、短木板用布包裹好

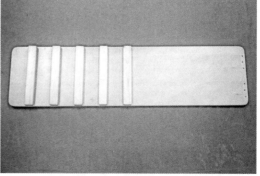

图 10-36　把木棍固定在长木板上

（3）用电钻和钉子分别把3块木板（依次为长-短-中木板）用合页连接起来（图 10-37～图10-39）。

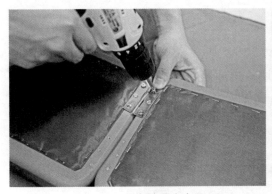

图 10-37　用电钻固定合页

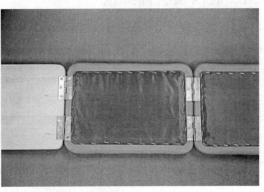

图 10-38　用合页连接3块木板

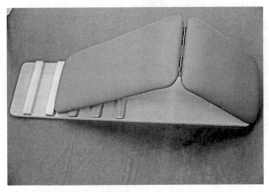

图 10-39　股四头肌训练板制作完成

（4）训练者平卧位，根据个体调节训练板的角度，把伤肢放置在上面，协助下压和伸直伤肢，以训练膝关节的活动度，预防股四头肌萎缩（图10-40，图10-41）。

4. 注意事项　训练过程中避免用蛮力导致膝关节受伤。

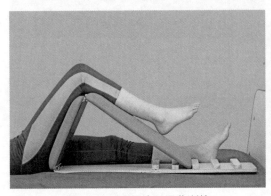

图 10-40　股四头肌屈曲训练

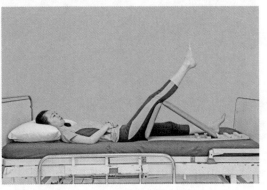

图 10-41　股四头肌伸直训练

七、足踝训练带

1. 适用人群　足下垂及踝关节背伸受限、跟腱断裂、腓肠肌损伤人群。

2. 材料　拉力带或弹力带 1 条，手环或圆铁圈 2 个。

3. 制作方法

（1）把拉力带两端各绑上一个手环（图 10-42）。

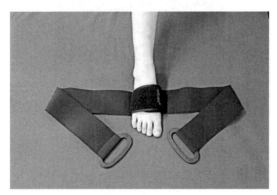

图 10-42　制作完成的足踝训练带

（2）患者平卧位或坐位，把脚固定在训练带中部，双手拉住拉环进行锻炼，预防足下垂，或进行踝关节背伸训练（图 10-43，图 10-44）。

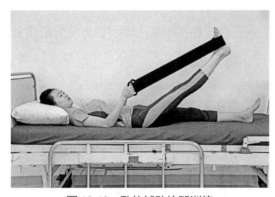

图 10-43　卧位辅助抬腿训练

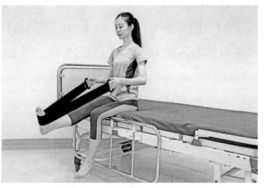

图 10-44　坐位辅助抬腿训练

（3）把训练带两端用绳子绑住，一侧固定在桌 / 椅子上，另一侧固定在患肢上进行抗阻练习，训练下肢力量（图 10-45）。

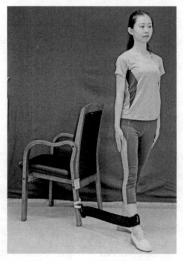

图 10-45　脚部牵拉训练

八、简易 ADL 训练板

1. **适用人群**　上肢骨折或截肢导致生活自理能力下降，需要训练日常自理能力的人群。

2. **材料**　木板 1 块（约 1 米 × 1 米），带鞋带的鞋子 1 只，废旧水龙头 1 个，插座（带插头）1 个，各种门锁，各种开关，钉子若干，乳白胶 1 瓶。

3. **制作方法**

（1）把准备材料中的鞋子、门锁等各种工具钉在或粘在门板上即可，方便骨折患者训练日常的各种生活动作（图 10-46，图 10-47）。

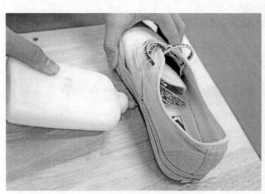

图 10-46　用乳白胶把训练器具固定在板上

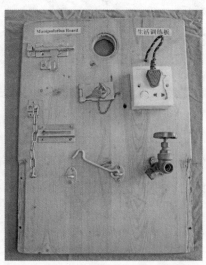

图 10-47　简易 ADL 训练板

（2）伤者在各个板块上练习开锁、插插座、开关水龙头等日常生活活动，提高日常自理能力（图10-48）。

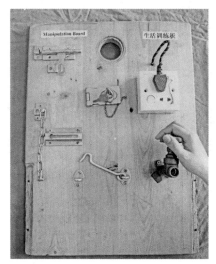

图 10-48　日常生活活动练习

九、防足下垂／内外翻丁字鞋

1. **适用人群**　足下垂、足内翻或外翻、脚踝骨折、髋关节置换术后者。

2. **材料**　木板2块（第1块大小比脚略大，第2块长约25厘米），布鞋1只（根据患肢选择），乳白胶1瓶、钉子2～3个（图10-49）。

3. **制作方法**

（1）用钉子把2块木板钉在一起（第2块木板在后，横放；第1块木板在前，竖放）（图10-50）。

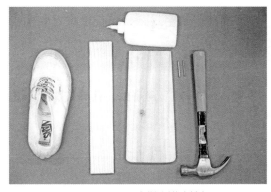

图 10-49　丁字鞋制作材料

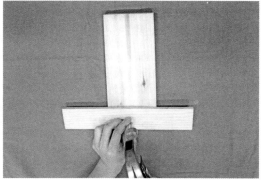

图 10-50　2块木板钉在一起

（2）用乳白胶把鞋子粘在第一块木板上即可（图 10-51、图 10-52）。

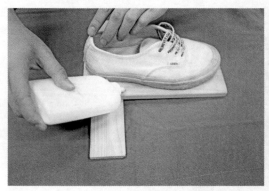
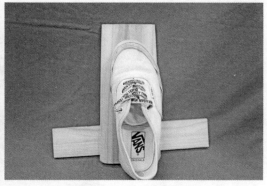

图 10-51　用乳白胶将鞋子固定在板上　　　　　　图 10-52　丁字鞋制作完成

（3）卧床时穿上该鞋子，可以预防足下垂、纠正足内翻或外翻；髋关节置换术后患者穿上丁字鞋，可以保持足部稳定，避免左右摇摆（图 10-53）。

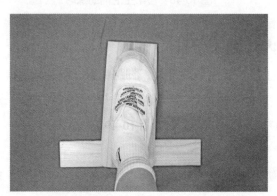

图 10-53　卧床时穿上丁字鞋

4. 注意事项　长期穿鞋子者在足跟处应垫上棉花，悬空足跟，防止足跟处长期受压，导致压疮。

周小红、区锦霞、欧会芝

第十一章

居家自我
安全管理

骨折患者居家易出现坠积性肺炎、深静脉血栓、关节僵硬、腹胀便秘、压力性损伤等并发症，也存在跌倒、用药不当、心理障碍等风险，骨折患者及家属必须对以上一系列隐患有正确认识并提前干预，以保证居家治疗的安全。

一、常见并发症的观察及预防方法

（一）坠积性肺炎

多发生于长期卧床者。骨折患者缺少运动，抵抗力下降，由于咳嗽无力、排痰不顺畅或者进食不规范等原因可引起坠积性肺炎。

1. 常见症状　体温＞38℃，呼吸急促，咳嗽、痰多。

2. 预防方法

（1）保持室内温度适宜、空气流通，骨折患者应注意保暖。

（2）平时可吹气球（图 11-1）、做扩胸运动（图 11-2～图 11-4），3～4 次 / 天，10～20 分钟 / 次。

手机扫描二维码，跟视频学坠积性肺炎的预防

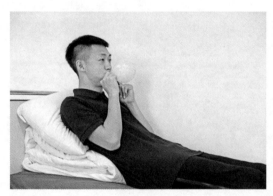

图 11-1　吹气球

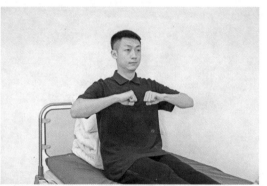

图 11-2　扩胸运动 1

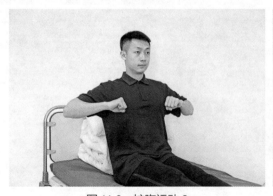

图 11-3　扩胸运动 2

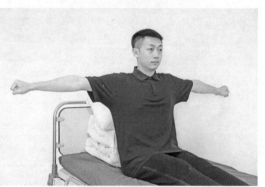

图 11-4　扩胸运动 3

（3）定时翻身、拍背、叩击排痰：叩击排痰方法是骨折患者取侧卧位，操作者双手五指并拢，掌心呈空杯状（图 11-5），利用腕部力量快速、有节奏地叩击患者背部中上段（图 11-6）。叩击顺序从下至上、从外至内，每个部位 1 ~ 2 分钟。叩击宜在餐后 2 小时或餐前 30 分钟进行，骨质疏松、肋骨骨折者禁叩背部。

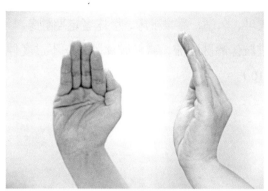

图 11-5　掌心空杯状

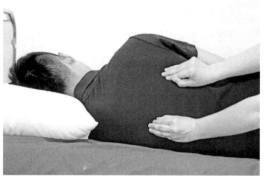

图 11-6　叩击背部

（4）有效咳嗽锻炼：有效咳嗽方法为骨折患者坐位，用力深呼吸 3 次，屏气数秒钟，双手挤压腹部以增加腹压（图 11-7），然后张开嘴做短暂而有力的咳嗽 2 ~ 3 次（图 11-8），将痰液咳出，咳嗽后做放松呼吸。

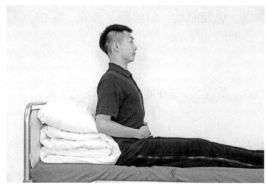

图 11-7　腹部加压

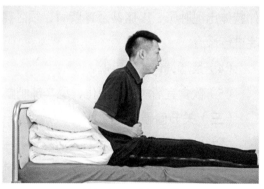

图 11-8　用力咳嗽

（5）减少平卧时间，每 2 ~ 3 小时取半躺或者坐位 30 分钟。

（6）给卧床者喂食时需抬高头部 30° ~ 45°，卧床者要细嚼慢咽，检查口腔确认食物吞咽后再喂下一口，防止食物吸入气管，进食后休息 30 分钟才平躺。

（二）深静脉血栓

多发生于肥胖、高龄、手术后、下肢水肿者，因血液黏稠、血流缓慢、血管内膜损伤等引起。

1. **常见症状** 肢体肿胀、疼痛等，也常常会没有异常表现。

2. **预防方法**

（1）骨折患者平时多运动或活动，避免久坐、久站，尽早下床，卧床者定期翻身。

（2）抬高患肢20°～30°（图11-9），促进肢体静脉回流，减轻肢体肿胀，不过度伸展患肢，避免在肘窝或腘窝处垫硬枕（图11-10）。

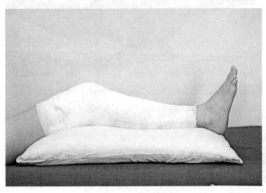 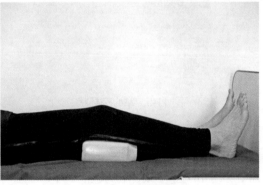

图 11-9 抬高患肢 　　　　　　　　11-10 禁垫硬枕

（3）行踝泵运动（见第五章骨折后居家功能锻炼），每天4次，15～20分钟/次。如肢体出现肿胀、疼痛甚至青紫时，须卧床休息，患肢制动，禁热敷、按摩，尽快到医院进行诊治。

（4）禁烟，包括二手烟。

（5）饮食宜清淡、易消化，忌辛辣肥腻之品，多饮水，2 000～3 000毫升/天。

（三）关节僵硬

多发生于长时间未进行关节活动者。由于关节长时间固定，限制活动，使关节内外出现肌肉萎缩、肌纤维粘连或者关节囊挛缩。

1. **常见症状** 关节活动范围减小，伸直或屈曲困难。

2. **预防方法**

（1）认识功能锻炼的重要性：按照医务人员的指导方法，每天坚持被动运动和/或主动运动（见第五章骨折后居家功能锻炼）。

（2）关节部位熏洗：使用舒筋通络药物先熏后洗关节部位，2次/天，20～30分钟/次。用桶或面盆盛放2 000～3 000ml 100℃的熏洗药水（图11-11），患肢放在桶或面盆上方（图11-12），让蒸汽蒸关节部位，外露肢体注意保暖。

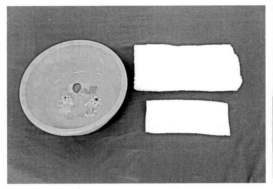

图 11-11　准备用物

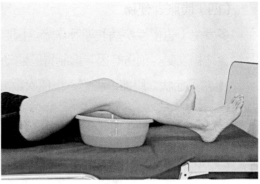

图 11-12　患肢放盆上

水温降至 40～45℃，用毛巾热敷患处关节部位，不断更换毛巾（图 11-13，图 11-14）。

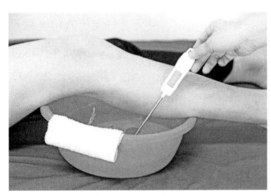

图 11-13　测量水温

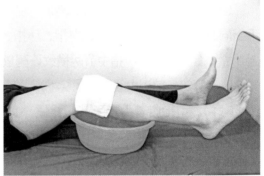

图 11-14　局部热敷

水温降至 40℃可把患侧肢放入水中浸泡。天气寒冷时，水温容易下降，可用胶袋或大毛巾覆盖在患侧肢上保温（图 11-15，图 11-16）。

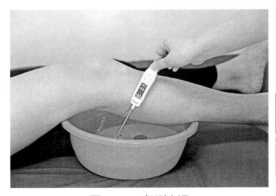

图 11-15　复测水温

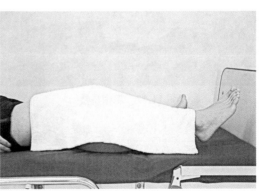

图 11-16　保暖、保水温

（四）腹胀、便秘

多发生于急慢性疾病长期卧床者。因卧床加上疼痛影响、进食量少及饮食结构改变、创伤等因素抑制胃肠蠕动。

手机扫描二维码，跟视频学腹胀、便秘的预防

1. **常见症状** 腹部饱胀感，大便次数减少，间隔时间延长；排便艰难、费力；排便不畅；大便干结、便硬。

2. **预防方法**

（1）饮食宜清淡、易消化：多食用富含粗纤维的蔬菜，如韭菜、藤菜（俗称木耳菜）、芹菜等。适当进食润肠通便的食物，如火龙果、香蕉、蜂蜜水、芝麻糊。多饮水，每天 2 000～2 500 毫升。

（2）行腹部按摩：骨折患者取仰卧位，屈膝，腹部放松，双手重叠掌根（图 11-17），以顺时针方向（右下腹开始向上、向左、向下）在脐周环形按摩腹部，每天 1～2 次，每次 20 分钟，餐后 30 分钟进行，从而刺激肠道蠕动，帮助排便。

（3）腹部手指点穴：骨折患者取仰卧位，按摩腹部天枢、关元、气海等穴位。采用手指同身寸方法取穴，示指、中指、环指、小指 4 指并拢，中指中节位置测量 4 指尺寸为 3 寸（图 11-18）；中指中节两横纹处测量为 1 寸（图 11-19）。天枢（脐中旁开 2 寸），气海（下腹部，前正中线脐下 1.5 寸），关元（下腹部，前正中线脐下 3 寸）（图 11-20，图 11-21）。用指腹着力定于某一穴位，向下点按至局部有酸、麻、胀等感觉，维持 10 秒，每穴按压 2 分钟，每天 1 次（图 11-22）。手指点穴前先腹部顺时针按摩 20 分钟效果更好，每天 1 次，至解大便为止。

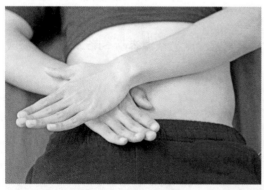

图 11-17　掌根重叠

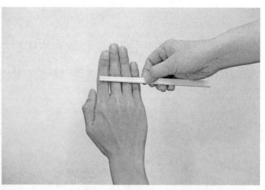

图 11-18　手指同身寸

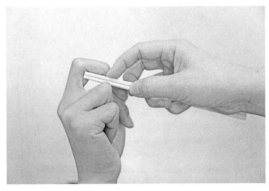

图 11-19　中指同身寸

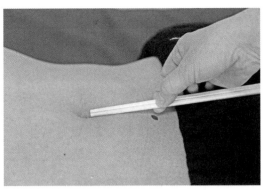

图 11-20　定位方法

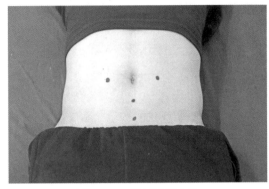

图 11-21　腹部按摩穴位

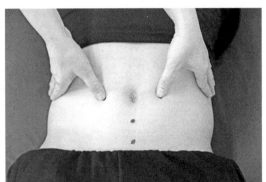

图 11-22　按摩手法

（五）压力性损伤

多发生于消瘦、年老体弱、体位固定不变者。常因骨折后患者长期卧床不起，骨突部位长期受压、血液循环障碍或营养不良等引起。

1. **常见症状**　耳郭、后枕、骶尾部、足跟、肘部等骨突部位出现潮红、瘀斑、水疱以及皮肤破损、坏死等。

2. **预防方法**

（1）卧床者在臀部或足跟部垫上水垫，1～2小时更换一次，从而减轻骶尾部或足跟部的压力（图 11-23、图 11-24）。在家庭条件许可的情况下，还可以使用气垫床、波浪床等。

（2）肘部和足跟使用海绵圈悬空。每1～2小时更换一次体位，翻身时避免拖、拉、推（图 11-25～图 11-28）。能够下床者每天鼓励下床走动或坐椅子。

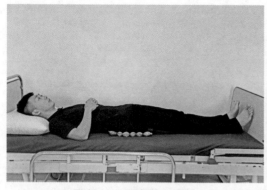

图 11-23　臀部垫上水垫

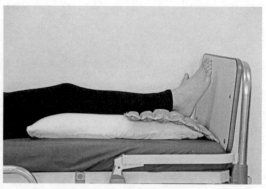

图 11-24　足跟部垫上水垫

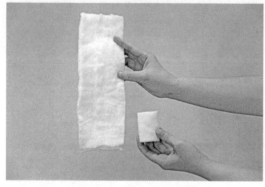

图 11-25　准备棉花和绷带

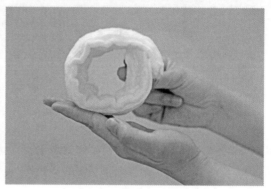

图 11-26　棉花卷成圈

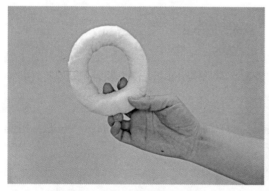

图 11-27　绷带包裹棉圈

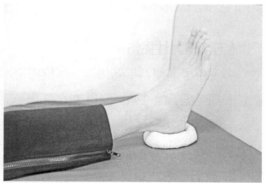

图 11-28　棉圈垫足跟部

（3）保持皮肤清洁、干燥，注意个人卫生：每天定时检查皮肤情况，当皮肤不干净时及时清洁，使用润肤霜做好皮肤保湿工作。大小便失禁者，纸尿片或纸尿裤受污后要及时更换，避免皮肤受到浸润和刺激。使用尿套或造口袋者要妥善固定，松紧度适宜，套口勿系得过紧，及时更换。

（4）营养支持：摄入合适的热量和蛋白质，给予新鲜、富含营养的食物。当患者饮食摄入较少、排出过多，可能出现营养失衡时，建议及时咨询医务人员获取指导意见。

（六）其他并发症

伤口红肿、疼痛、流脓；关节肿胀、疼痛、不能屈伸；患肢疼痛突然加剧或活动不利。出现以上情况应及时到医院进行诊治。

二、预防跌倒

预防跌倒是居家安全护理的一项重要内容，发生跌倒容易造成再次骨折，患者和家属都应当有安全防护意识。主要的预防措施如下。

1. **居家环境** 房间内灯光明亮、地板干燥防滑，走道通畅，没有障碍物；楼梯、洗手间、厕所等地方有稳固的扶手；家具固定，有轮要固定；床椅高度合适；需要的物品（水杯、尿壶等）放置妥当，方便患者拿取；患者卧床期间，床应加设床栏或靠墙以防患者坠床。

2. **衣物选择** 穿合适的衣物，衣裤不过长，不穿拖鞋、滑底鞋。

3. **辅助用具选择** 步态不稳时患者须有人陪护方可下床活动。选择合适的助行器并掌握正确的使用及维护方法（见第九章一、二）。

4. **日常起居** 注意休息，避免重体力劳动；服用镇静药前先排尿；穿脱裤子及鞋袜时应取坐位。

5. **下床活动原则** 醒后 30 秒再坐，坐位 30 秒再站，站立 30 秒再走，并注意穿防滑的鞋子，特别是夜晚。

6. **防跌倒技巧** 出现下肢发软无力、步态不稳、不能移动时，马上原地坐 / 蹲下或靠墙呼叫他人帮助。

三、安全用药

骨科用药主要分为口服药和外用药。药物使用必须遵照医生的指示，切忌盲目用药。

1. **口服药使用注意事项** 西药与中成药一般饭后 30 分钟用温水送服，禁用饮料、茶水、牛奶、豆浆等送服，以免降低甚至破坏药效。补益类中药汤剂需温服，清热解毒类中药汤剂需凉服，并与西药间隔 1 小时以上。服药期间如有不适，应立即停药并与医生联系。

2. **外用药使用注意事项** 使用前洗净患处，贴敷时间控制在 6 ~ 8 小时。贴敷后注意观察皮肤情况，如有瘙痒、皮疹等过敏情况暂停使用。骨科外用药膏通常具有消肿止痛、活血化瘀、通筋活络的功效，孕妇慎用。药物需加热使用时，温度应控制在 38 ~ 42℃，以免发生烫伤。

四、心理支持

骨折患者因伤情轻重、性格、家庭、年龄等方面影响，在不同的时期会产生不同的心理变化，比如紧张恐惧、焦虑忧郁、孤独悲观、怨恨抵触等，家属应有效应对，以促进其顺利康复。

1. **紧张恐惧时** 家属调整好自己的情绪，沉着冷静、神态自若，以免因惊慌或不恰当的言语增加骨折患者的恐惧心理，要给骨折患者创造安全、舒适的康复环境。

2. **焦虑忧郁时** 骨折患者发脾气时，家属要了解骨折患者焦虑的原因，心平气和地面对和处理，耐心地去劝慰和解释。

3. **孤独悲观时** 平时可以多安排一些骨折患者喜欢的消遣活动，多陪伴、多探视。在陪伴过程中，多开导骨折患者，讲一些正能量事件，比如一些身残志坚、康复快速的患者的案例，鼓励骨折患者坚持功能锻炼，增强战胜疾病的信心。

4. **怨恨抵触时** 要多倾听骨折患者诉说苦衷，同时也要纠正其不正确的认识，尽快使其情绪得以调整，能够重视自己的疾病，积极配合治疗。但是，家属也不可以过分迁就骨折患者，尤其是依赖性较强的儿童，不能过分溺爱，不能因为骨折患者怕疼而允许其不进行功能锻炼，应该鼓励其做一些力所能及的事情，提高生活自理能力。

杜雪莲、董佩文、熊俊琴

附　常用自我评估量表

附表1　日常生活能力评定量表（ADL）

科室：_____　姓名：_____　床号：_____　病历号：_____

日常生活活动项目	完全独立	需要部分帮助	需要极大帮助	完全依赖	入院评定	出院评定
进餐：指用合适的餐具将食物由容器送到口中	10	5	0	-		
洗澡	5	0	-	-		
修饰（洗脸、刷牙、男士剃须、梳头）	5	0	-	-		
穿衣（穿脱上衣与裤子、鞋袜，系鞋带、扣子，拉拉链）	10	5	0	-		
可控制大便	10	5	0	-		
可控制小便	10	5	0	-		
如厕（擦净、整理衣裤、冲水）	10	5	0	-		
床椅转移	15	10	5	0		
平地行走45米	15	10	5	0		
上下楼梯	10	5	0	-		

评分结果可分为4个等级

0级＝生活自理：100分，日常生活活动能力良好，不需要他人帮助。

Ⅰ级＝轻度功能障碍：99~61分，能独立完成部分日常生活活动，但需要一定帮助。

Ⅱ级＝中度功能障碍：60~41分，需要极大帮助才能完成日常生活活动。

Ⅲ级＝重度功能障碍：≤40分，大部分日常生活活动不能完成或完全需要他人照料。

评估结果

入院ADL分值为_____分，属于_____级；出院ADL分值为_____分，属于_____级。

评估频次

1. 内科系统患者或外科系统非手术患者在入院时、出院时各评估 1 次。

2. 外科系统手术患者在手术前 1 天、术后第 3 天各评估 1 次。

3. 急诊手术患者在术前、术后第 3 天各评估 1 次。

4. 住院时间不满 3 天的患者，各科室根据各科疾病特点，只在入院时或出院前评估。

5. 中间转科的患者，转入、转出科室都要评估。

6. 评估后，请将分值填写在护理记录上。

附：评分细则

1. **进食**　指用合适的餐具将食物由容器送到口中，包括用筷子、勺子或叉子取食物，对碗/碟的把持、咀嚼、吞咽等过程。

10 分：可独立进食（在合理的时间内独立进食准备好的食物）。

5 分：需要部分帮助（前述某个步骤需要一定的帮助）。

0 分：需要极大帮助或完全依赖他人。

2. **洗澡**

5 分：准备好洗澡水后，可自己独立完成。

0 分：在洗澡过程中需要他人帮助。

3. **修饰**　包括洗脸、刷牙、梳头、男士剃须等。

5 分：可独立完成。

0 分：需要他人帮助。

4. **穿衣**　包括穿脱上衣与裤子、系扣子、拉拉链、穿脱鞋袜、系鞋带等。

10 分：可独立完成。

5 分：需要部分帮助（能自己穿或脱，但需要他人帮助整理衣物、系扣子、拉拉链、系鞋带等）。

0 分：需要极大帮助或完全依赖他人。

5. **大便控制**

10 分：可控制大便。

5 分：偶尔失控。

0 分：完全失控。

6. **小便控制**

10 分：可控制小便。

5 分：偶尔失控。

0 分：完全失控。

7. 如厕　包括擦净、整理衣裤、冲水等过程。

10 分：可独立完成。

5 分：需要部分帮助（需要他人搀扶、他人帮忙冲水或整理衣裤等）。

0 分：需要极大帮助或完全依赖他人。

8. 床椅转移

15 分：可独立完成。

10 分：需要部分帮助（需要他人搀扶或使用拐杖）。

5 分：需要极大帮助（较大程度上依赖他人搀扶和帮助）。

0 分：完全依赖他人。

9. 平地行走

15 分：可独立在平地上行走 45 米。

10 分：需要部分帮助（需要他人搀扶，或使用拐杖、助行器等辅助用具）。

5 分：需要极大帮助（行走时较大程度上依赖他人搀扶，或坐在轮椅上自行在平地上移动）。

0 分：完全依赖他人。

10. 上下楼梯

10 分：可独立上下楼梯。

5 分：需要部分帮助（需要扶楼梯扶手、他人搀扶，或使用拐杖等）。

0 分：需要极大帮助或完全依赖他人。

附表 2　关节活动测试表

颈部活动度测试表

部位名	运动方向	正常范围（度）	角度计的用法		
			固定臂	移动臂	轴心
颈部	前屈	0～60	前额面正中线	外耳道与头顶连线	肩关节中心（肩峰部）
	后伸	0～50	前额面正中线	外耳道与头顶连线	肩关节中心（肩峰部）
	旋转	0～70	头顶中心矢状面	鼻梁与枕骨结节连线	头顶
	左右侧屈	0～50	第7颈椎棘突与第5腰椎棘突的连线	头顶与第7颈椎棘突的连线	第7颈椎棘突

腰部活动度测试表

部位名	运动方向	正常范围（度）	角度计的用法		
			固定臂	移动臂	轴心
胸腰段	前屈	0～45	通过第5腰椎棘突的垂线，侧卧位时为水平线	第7颈椎与第5腰椎棘突的连线	第5腰椎棘突
	后伸	0～30			
	左右旋转	0～40	椅背的垂直线	两肩胛骨的切线	两肩胛骨的切线与椅背延长线的交点
	左右侧屈	0～50	Jacoby线中点上的垂线	第7颈椎与第5腰椎棘突的连线	第5腰椎棘突

肩关节活动度测量表

部位名	运动方向	正常范围（度）	角度计的用法		
			固定臂	移动臂	轴心
肩胛带	前屈	0～20	通过肩峰前额面投影线	头顶和肩峰的连线	头顶
	后伸	0～20			
	上举	0～20	两肩峰的连线	肩峰与胸骨上缘连线	胸骨上缘
	下降	0～10			

续表

部位名	运动方向	正常范围（度）	角度计的用法		
			固定臂	移动臂	轴心
肩关节（包括肩胛骨的活动）	前屈	0 ~ 180	通过肩峰的垂直线（站立或坐位）	肱骨	肩峰
	后伸	0 ~ 50			
	外展	0 ~ 180			
	内收	0	垂直地面	尺骨	鹰嘴
	外旋	0 ~ 90			
	内旋	0 ~ 90			
	水平屈曲	0 ~ 135	通过肩峰的额状面投影线	外展 90° 后进行水平面移动的肱骨长轴	肩峰
	水平伸展	0 ~ 30			

肘关节活动度测量表

部位名称	运动方向	正常范围（度）	角度计的用法		
			固定臂	移动臂	轴心
肘关节	屈曲	0 ~ 145	肱骨	桡骨	肘关节
	伸展	0 ~ 10			

腕关节活动度测量表

部位名	运动方向	正常范围（度）	角度计的用法		
			固定臂	移动臂	轴心
腕关节	掌屈	50 ~ 60	紧贴前臂背侧中线	紧贴手背正中	腕关节背侧（与第三掌骨成一线）
	背伸	50 ~ 60	紧贴前臂掌侧中线	紧贴掌面正中	腕关节掌侧（与第三掌骨成一线）
	桡偏	25 ~ 30	前臂的中线	第三掌骨	腕关节背面腕骨的中点
	尺偏	30 ~ 40	前臂的中线	第三掌骨	腕关节背面腕骨的中点

指关节活动度测量表

部位名	运动方向	正常范围（度）	角度计的用法		
			固定臂	移动臂	轴心
指关节	第一掌指屈曲	60	平行于第一掌骨中线	平行于近节指骨中线	第一掌指关节侧方
	第二、三、四掌指屈曲	90	第一掌骨背侧的点	近侧指骨的中点	掌指关节背侧的中点
	第一指间关节屈曲	80	平行于近节指骨中线	平行于远侧指间关节中线	指间关节的侧方
	第二、三、四指间关节屈曲	近侧100 远侧70	远离指间关节背侧	近侧指骨的背侧	关节背面

髋关节活动度测量表

部位名	运动方向	正常范围（度）	角度计的用法		
			固定臂	移动臂	轴心
髋关节	前屈	0～90，0～125（屈膝时）	与躯干平行	股骨	股骨大转子
	后伸	0～15			
	外展	0～45	髂前上棘连线的垂直线	股骨中心线（髂前上棘至髌骨中心）	髂前上棘
	内收	0～20			
	内旋、外旋	0～45	膝90°屈曲位，由髌骨向下的垂直线	小腿长轴	髌骨

膝关节活动度测量表

部位名	运动方向	正常范围（度）	角度计的用法		
			固定臂	移动臂	轴心
膝关节	屈曲	0～130	股骨（大转子与股骨外髁中心）	小腿骨（腓骨小头至腓骨外踝）	膝关节
	伸展	0			

踝关节活动度测量表

部位名	运动方向	正常范围（度）	角度计的用法		
			固定臂	移动臂	轴心
踝关节	背屈	0～20	向小腿骨轴的垂直线（足底部）	第五跖骨	足底
	跖屈	0～45			

附表3 肌力评定量表

（一）Lovett 分级法

分级	表现
0	无可见或可感觉到的肌肉收缩
1	可扪及肌肉轻微收缩,但无关节活动
2	在消除重力的姿势下,能全关节范围地运动
3	能抗重力做全关节范围的运动,但不能抗阻力
4	能抗重力和一定的阻力做运动
5	能抗重力和充分阻力做运动

（二）百分数分级法

该方法以抗重力运动幅度和抗阻力运动幅度为依据,将肌力从 0% ~ 100% 加以分级,同时在评定中还加入了受试者是否存在疲劳的因素。

（三）MRC 分级法

该方法在 Lovett 分级法的基础上对运动幅度的程度和施加阻力的程度等进一步细分,若被测肌力比某级稍强时,可在此级别右上角添加 + ,稍差则在右上角添加 - ,以弥补 Lovett 分级法评分标准的不足。

级别	英文简写	特征
5	N	能对抗与正常相应肌肉相同的阻力,且能做全范围的活动
5^-	N^-	能对抗与 5 级相同的阻力,但活动范围在 50% ~ 100% 之间
4^+	G^+	在活动的初期、中期能对抗的阻力与 4 级相同,但在末期能对抗 5 级阻力
4	G	能对抗阻力,且能完成全范围的活动,但阻力达不到 5 级水平
4^-	G^-	能对抗的阻力与 4 级同,但活动范围在 50% ~ 100% 之间
3^+	F^+	情况与 3 级相仿,但在运动末期能对抗一定的阻力

级别	英文简写	特征
3	F	能对抗重力运动,且能完成全范围的活动,但不能对抗任何阻力
3$^-$	F$^-$	能对抗重力运动,但活动范围在 50% ~ 100% 之间
2$^+$	P$^+$	能对抗重力运动,但运动范围小于 50%
2	P	不能对抗重力,但在消除重力影响后能做全范围运动
2$^-$	P$^-$	消除重力影响时能活动,但活动范围在 50% ~ 100% 之间
1	T	触诊能发现有肌肉收缩,但不引起任何关节运动
0	Z	无任何肌肉收缩

操作方法

1. 选择温暖的房间,使患者保持姿势的平面应固定良好。

2. 患者适当地去除一些可能影响评定结果的衣物。

3. 向患者解释评定的目的,以使患者理解,并予以良好的配合。

4. 通过关节活动度评定检查所涉及的所有关节。

5. 评定前,将患者评定所涉及的身体节段按要求置于稳定的位置。

6. 评定者按要求用手将患者所需评定的躯干或肢体固定,使之处于能够单纯完成某一动作的最佳位置,并避免相应关节的随意活动,减少协同肌、拮抗肌等的作用。

附表 4 疼痛评估量表

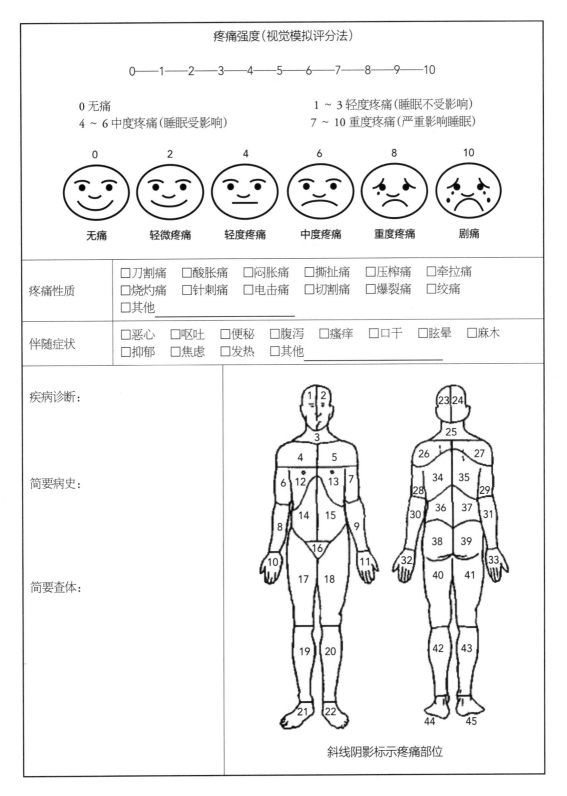

疼痛强度(视觉模拟评分法)

0——1——2——3——4——5——6——7——8——9——10

0 无痛   1～3 轻度疼痛(睡眠不受影响)

4～6 中度疼痛(睡眠受影响)   7～10 重度疼痛(严重影响睡眠)

0	2	4	6	8	10
无痛	轻微疼痛	轻度疼痛	中度疼痛	重度疼痛	剧痛

疼痛性质	□刀割痛 □酸胀痛 □闷胀痛 □撕扯痛 □压榨痛 □牵拉痛 □烧灼痛 □针刺痛 □电击痛 □切割痛 □爆裂痛 □绞痛 □其他_____
伴随症状	□恶心 □呕吐 □便秘 □腹泻 □瘙痒 □口干 □眩晕 □麻木 □抑郁 □焦虑 □发热 □其他_____

疾病诊断:

简要病史:

简要查体:

斜线阴影标示疼痛部位

续表

三阶梯 镇痛用药	非甾体抗炎药	(1.1)塞来昔布胶囊　　(1.2)双氯芬酸　　(1.3)萘普生 (1.4)布洛芬缓释胶囊　(1.5)阿司匹林　　(1.6)氨基比林 (1.7)吲哚美辛　　　　(1.8)对乙酰氨基酚　(1.9)帕瑞昔布
	阿片类镇痛药	(2.1)曲马朵　　　(2.2)氨酚待因　　(2.3)可待因,布桂嗪
	强阿片类镇痛药	(3.1)盐酸哌替啶　(3.2)氨酚羟考酮　(3.3)地佐辛,丁丙诺啡 (3.4)吗啡控释片:奥施康定,美施康定 (3.5)吗啡缓释片:美菲康　　　　　(3.6)芬太尼,舒芬太尼
	世界卫生组织(WHO)疼痛治疗的5个主要原则	第1阶梯:非甾体抗炎药 + 辅助镇痛药
	口服给药,按时给药,按3阶梯原则给药,用药个体化,严密观察患者用药后的变化	第2阶梯:弱阿片类镇痛药 + 非甾体抗炎药 + 辅助镇痛药
		第3阶梯:强阿片类镇痛药 ± 非甾体抗炎药 + 辅助镇痛药

7. 根据患者具体情况,分别采用重力检查、肌肉收缩检查、抗阻检查和运动幅度检查方法。首先应采用重力检查（垂直向上抗重力的全关节活动范围主动收缩）；若能完成,则进一步观察其抗阻收缩情况和所完成的抗阻收缩水平能否与正常的同名肌（或肌群）相等；若不能完成,则采用消除重力影响后（借助吊带悬挂远端肢体或在光滑平板上完成或改用水平方向的运动方式）完成全关节活动范围的主动收缩；若消除重力影响仍不能完成,则通过目测或触诊的方式感受不引起关节活动的收缩。

8. 记录评定结果

记录方法

1. 肌力按0~5级（或以此为基础添加 + 或 − ）记录。

2. 若所测部位存在被动运动受限,应记录可动范围的角度,然后再记录该活动范围的肌力级别,如肘关节被动运动限制在90°时,其可动范围为0°~90°,评定肌力为3级时,应记录为0°~90°/3级。除此之外,对存在的疼痛或肌肉收缩启动位置受限等因素也应有所记录。

3. 若存有痉挛,可添加C或CC（c-contracture）,以示存在痉挛或挛缩等情况。

4. 深部肌力1级和0级情况有时难以辨别,可添加? 表示。

5. 全面的徒手肌力评定可采用表格方式依上述记录方法逐一记录。

张改